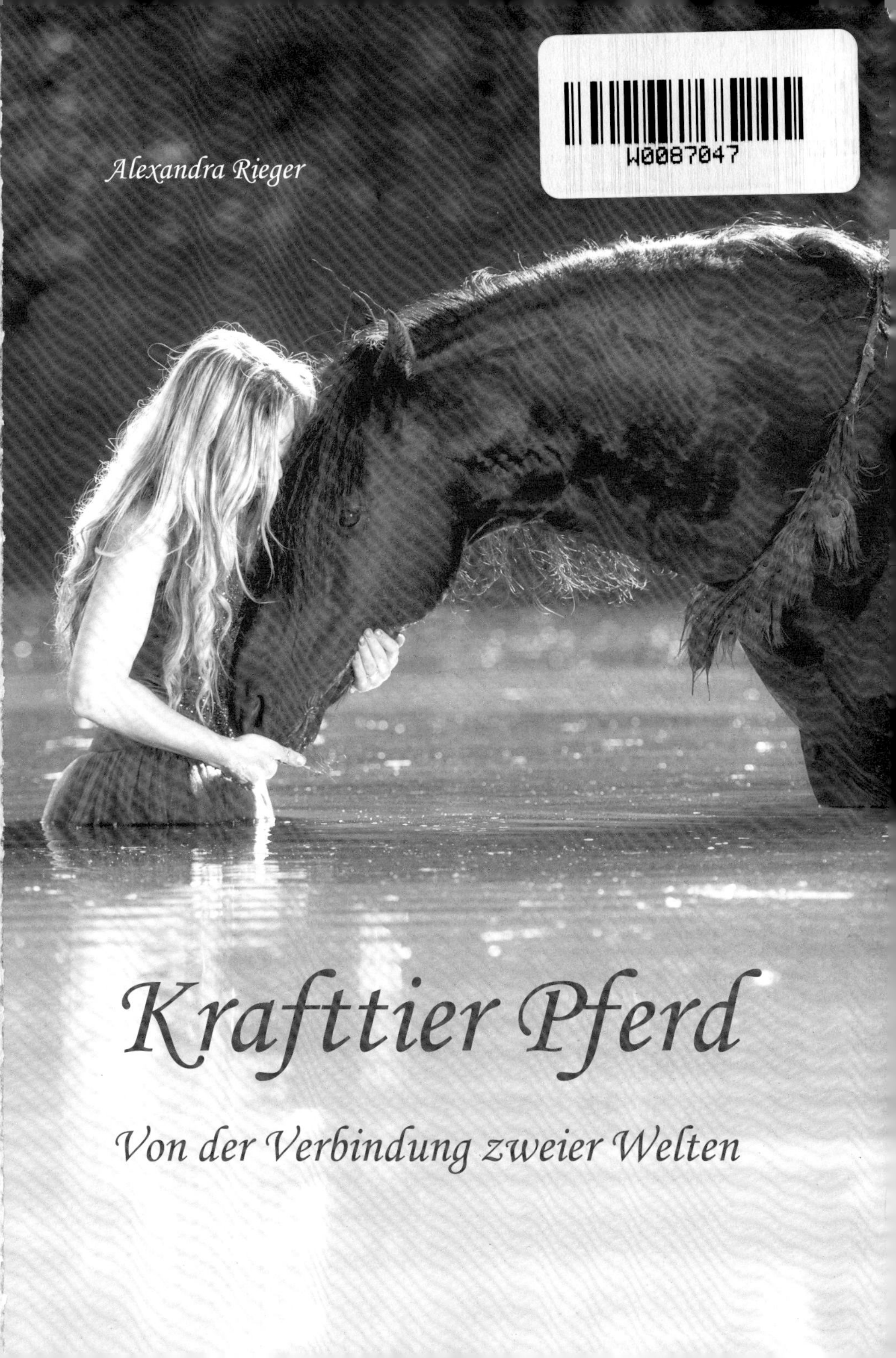

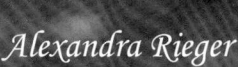

Alexandra Rieger

Krafttier Pferd

Von der Verbindung zweier Welten

Alexandra Rieger

Krafttier Pferd

Von der Verbindung zweier Welten

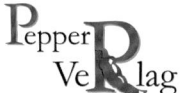
Pepper Verlag

BILDNACHWEIS

Coverfotos: *Bettina Niedermayr*

Fotos im Innenteil: *Paul Kadlak* (*S. 8, 30, 38, 71, 78, 149, 150, 160, 164, 168*)

Alle anderen Bilder sind von *Rita Elter.*

IMPRESSUM

Layout, Grafiken, Redaktion: *Susanne Kreuer*

Zeichnungen anhand der Fotos von *Bettina Niedermayr* (*S. 112, 132, 138, 142*) und *Rita Elter* (*S. 101, 102, 104, 116, 118, 120, 136, 144, 146*)

© Pepper Verlag 2017

ISBN-13: 978-3-946239-08-6

Alle Angaben und Methoden in diesem Buch sind sorgfältig geprüft und erwogen worden. Sorgfalt bei der Umsetzung ist indes dennoch geboten. Der Verlag übernimmt keinerlei Haftung für Personen-, Sach- und Vermögensschäden, die im Zusammenhang mit der Anwendung und Umsetzung entstehen können.

Printed in Germany

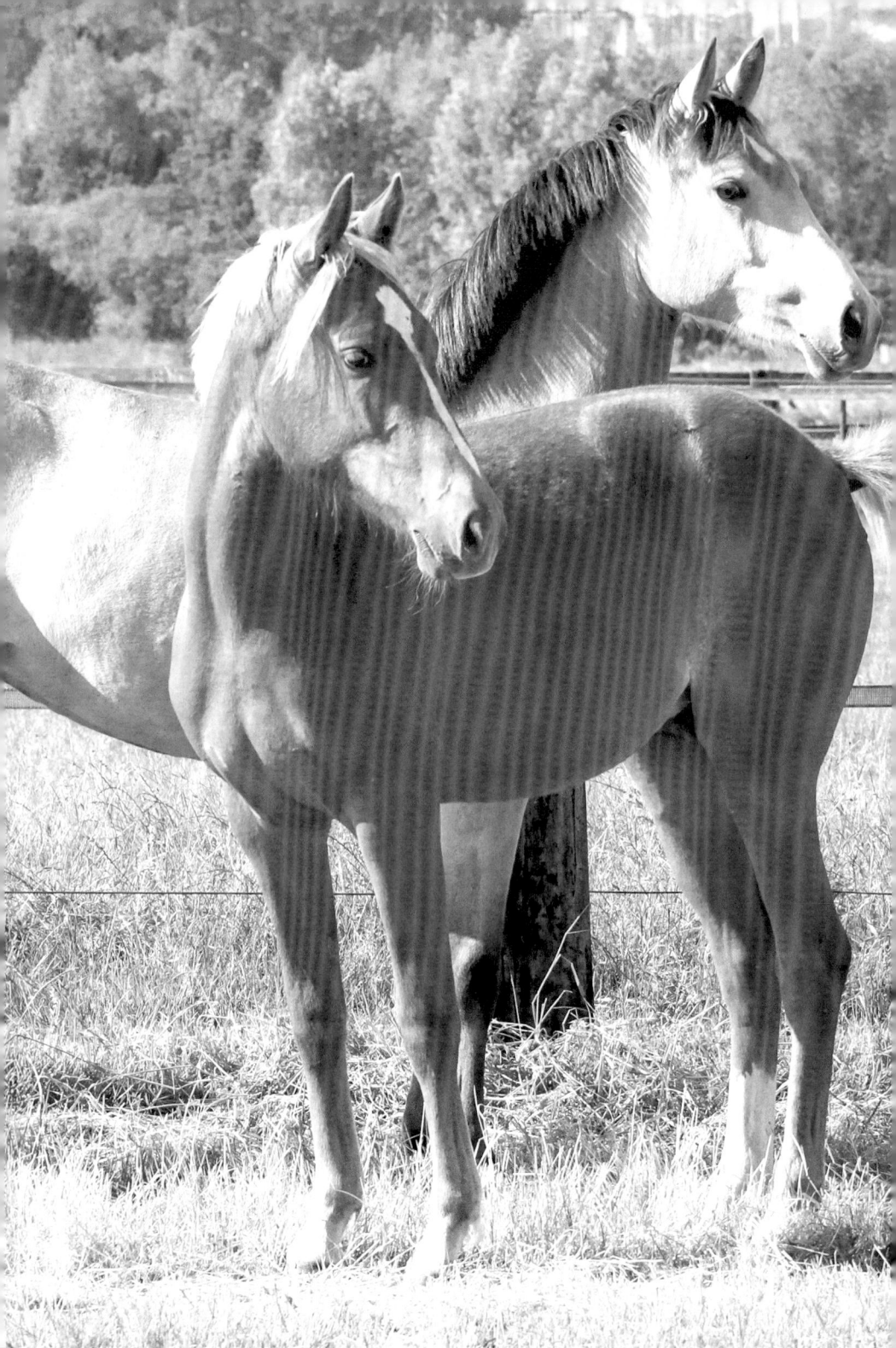

Inhalt

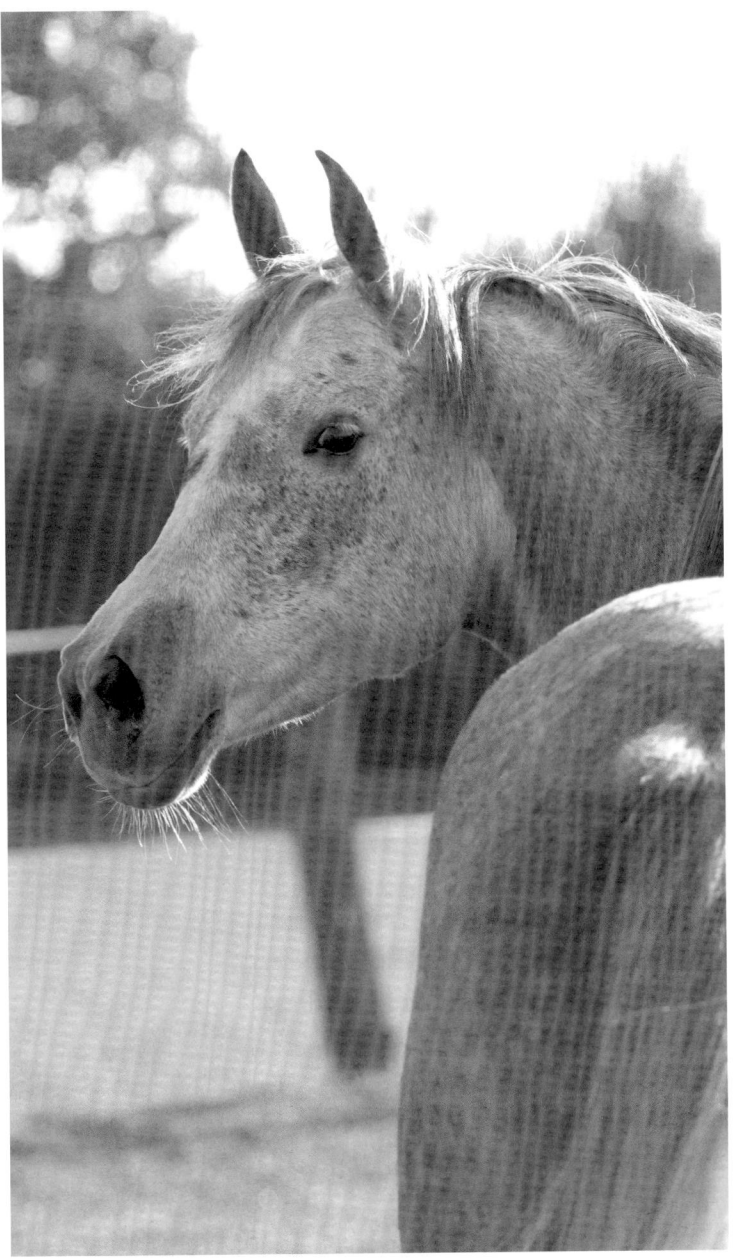

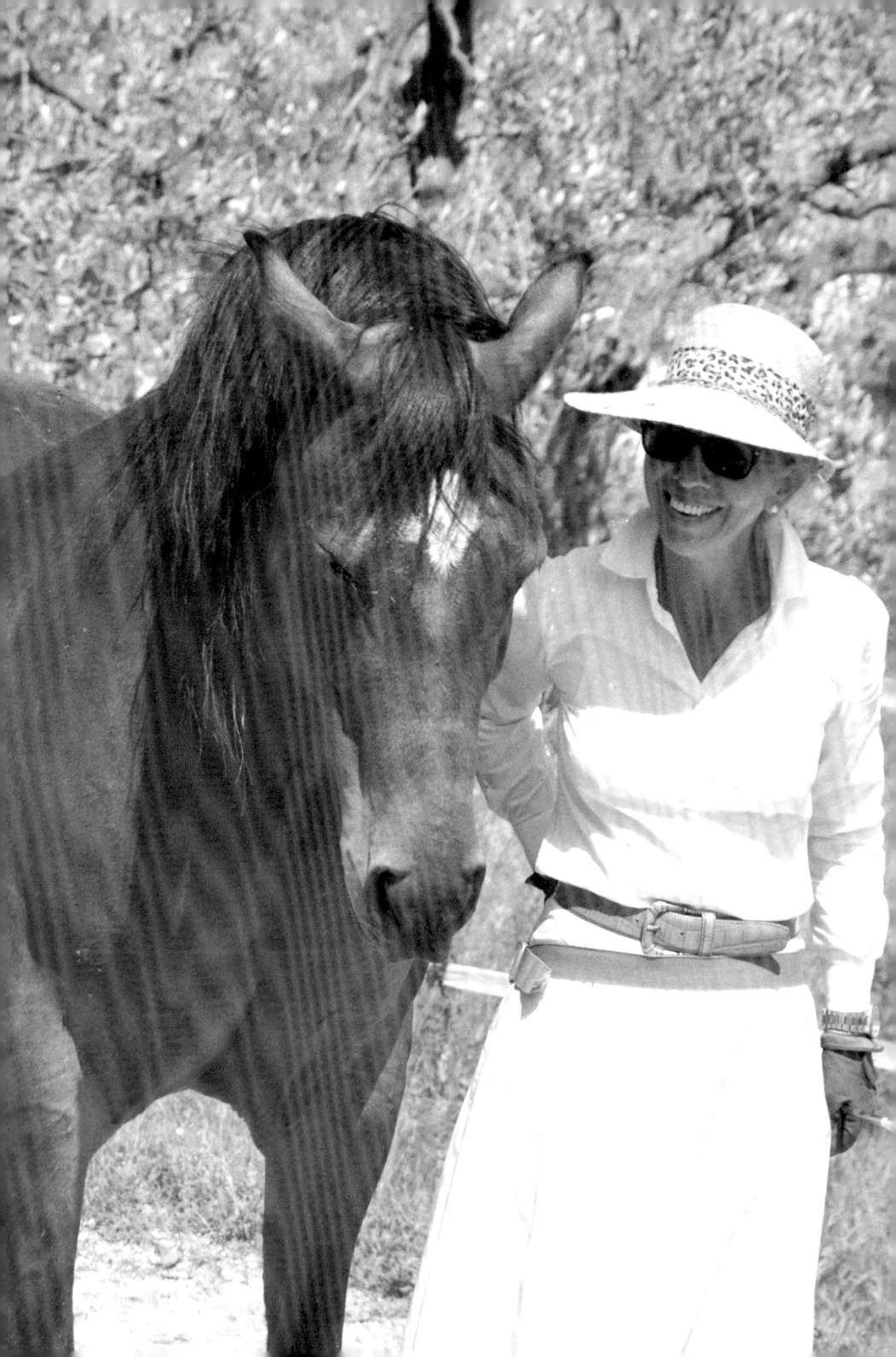

Einleitung

Bevor ich Dir, liebe/r Leser/in, von meiner spannenden Reise in meine eigene Innenwelt berichte, möchte ich Dir erzählen, wie es dazu kam, dass ausgerechnet das Pferd mein Wegbegleiter wurde.

In meinem ersten Buch *„Die heilenden Kräfte der Pferde"* habe ich meine persönliche Geschichte erzählt, und hier möchte ich nicht aufgreifen, was bereits beschrieben wurde. Ich will vielmehr über die seelische Verfassung berichten, die notwendig ist, damit sich das Pferd für uns als Lehrer bzw. Weggefährte offenbaren kann.

Als meine Reise begann, war ich – wie so viele Menschen – der Meinung, dass das Pferd uns vor allem als Reittier dient, um uns die Möglichkeit zu geben, Emotionen zu empfinden, die eben nur auf dem Rücken eines Pferdes möglich sind. Wie das schöne Sprichwort es ausdrückt: *„Auf dem Rücken der Pferde liegt das Glück dieser Erde"*.

Erst durch massive Probleme mit meinem Pferd, begann ich zu suchen und wurde dadurch auf eine innere Reise von den Pferden mitgenommen.

Diese Reise ist die spannendste, die ein Mensch machen kann.

In Ermangelung von echten „inneren Reisebegleitern" kompensieren dies viele Menschen durch ein Reisen in die verschiedensten Erdteile. Das muss nicht negativ sein, doch kann keine äußere Reise die große innere Reise ersetzen oder ausgleichen.

Pferde sind in unserer Zeit der Überfütterung mit sehr vielen und sehr unterschiedlichen Einwirkungen solche „Reisebegleiter", denn sie leben wie wir Menschen in zwei Welten gleichzeitig: in der äußeren und sichtbaren sowie in der inneren und unsichtbaren Welt – das sind die

Bereiche der Natur und der Psyche. Durch die Fähigkeit, gleichzeitig in beiden Welten zuhause zu sein, werden die Pferde für uns zu hilfreichen und leistungsstarken Reisebegleitern. Dazu müssen wir ihnen jedoch auch die Chance geben und das geschieht nur, wenn wir uns durch bestimmte Seelenqualitäten dazu befähigen. Diese bestehen darin, dass wir zunächst akzeptieren, wer wir sind, was wir sind, wo wir sind und vor allem geduldig, ernsthaft und diszipliniert an uns arbeiten, um so immer fähiger zu werden, aus dem Herzen heraus zu leben. Diese Qualitäten bilden die Basis, um mit einem starken Willen in Weisheit und Sanftmut zu leben. Das sind genau jene Qualitäten, die durch die Aktivierung der sieben Energiezentren (Chakren) in uns erweckt werden können. (Wie wir dorthin kommen, wird in meinen Büchern „*Die heilenden Kräfte der Pferde*" und „*Chakrenarbeit mit Pferden*" beschrieben.)

Pferde suchen diese Qualitäten im Menschen, damit sie sich ihm offenbaren können. In einem anderen Milieu – nicht friedvoll, nicht harmonisch – ist es ihnen nicht möglich, mit uns „Hand in Hand" zu gehen, das heißt, wir müssen uns vorbereiten, damit wir von ihnen „unterwiesen" werden können, damit wir an ihrer Naturweisheit, die in ihrem Instinkt anwesend ist, teilhaben können.

Ein Meister (im natürlichen Verhalten) kann erst dann in unser Leben treten, wenn wir bereit dazu sind. Es wird hier bereits sichtbar, dass die Qualitäten der Freude, Leichtigkeit und Freiheit nicht automatisch und von selbst in unser Leben treten, sondern vielmehr errungen werden wollen. Wenn wir bereit sind, uns diese Seelenqualitäten zu erarbeiten, dann nimmt uns das Pferd mit auf die „innere Reise", die für jeden Menschen anders aussieht und andere Schwerpunkte hat. Doch eines hat diese Reise bei allen Menschen gemeinsam:

Es ist die Erweiterung der eigenen Wahrnehmungsfähigkeit und ein Erringen von sehr hilfreicher Fähigkeiten.

Als ich den „Ruf der Pferde" das erste Mal vernahm, ahnte ich noch nicht, auf welch spannende Reise mich die Pferde einluden. Zunächst verstand ich die Einladung nicht wirklich, denn ich dachte, ich würde „nur" meine alte Leidenschaft des Reitens neu beleben. In Wirklichkeit warteten die Pferde nur darauf, dass ich ihre wahre Absicht erkannte. Es hat einige Zeit gedauert, bis ich dahinterkam, und im Nachhinein kann ich sagen, dass die Pferde sehr viel Geduld mit mir bewiesen haben. Das haben sie übrigens mit uns allen, denn in ihren Augen sind wir ziemlich „schwer von Begriff" und vor allem sehr grobe Wesen, die glauben nur mit verbaler Kommunikation effektiv kommunizieren und verstehen zu können. Sie haben es ziemlich schwer mit uns Menschen und sie können ihre Aufgabe nur erfüllen, da sie unendlich viel Geduld mit uns haben, um uns in unserer Bewusstseinsevolution zu unterstützen.

Immer war das Pferd an der Seite des Menschen, wenn es darum ging, einschneidende Entwicklungsschritte einzuleiten und zu unterstützten. Nun befinden wir uns wieder inmitten eines großen Durchbruchs. Dieser Durchbruch findet in uns, in unserer Seele statt. Er ist eine Erweiterung unserer Wahrnehmungsfähigkeit, das Wahrnehmen mit den fünf Sinnen der Seele, die nicht nur unser Körper hat. Ein Wahrnehmen von Dimensionen und Wahrheiten, die uns bisher verborgen geblieben sind.

Die ersten Schritte auf meiner Reise bestanden darin, dass ich durch die Pferde erleben durfte, was es heißt, geerdet zu sein. Dies bewirkte bereits revolutionäre Veränderungen in meinem täglichen Leben, als ich merkte, dass das erst der Beginn meiner aufregenden Reise war. Als ich ausreichende Erdung besaß, ging es darum, meine Gefühle als „Brennstoff" für meine Bewusstwerdung zu verstehen und einzusetzen. Dies bedeutete wieder eine starke Transformation im Alltag für mich, denn ich begann mit dem Leben „in Fluss zu kommen". Plötzlich geschahen Dinge wie von selbst, die bisher alle blockiert waren.

Durch diese beiden Schritte gelang es mir immer besser, in meine Kraft zu kommen, um meine Aufgaben mit der Energie des Herzens zu erfüllen. Je besser ich dies konnte, umso leichter wurde es für mich, meine ureigene Wahrheit und meine Zuneigung meiner Umwelt zu kommunizieren. So erkannte ich, dass ich mit immer mehr Klarheit und Sanftmut mein Leben formen kann.

An dieser Stelle meiner Reise begriff ich, dass dies alles nur eine Vorbereitung war, nun zu erkennen, um was es wirklich ging. Den Pferden ging es instinktiv – und damit unbewusst – darum, mich vorzubereiten Freude, Leichtigkeit und Freiheit von Zwängen zu erwerben. Die wirkliche Reise sollte also erst noch beginnen.

Und ich stelle fest, dass es auf dieser Reise kein Ankommen gibt, vielmehr ist es ein immer tiefer und höher werdendes Vorankommen.

Die Freude, die Leichtigkeit und die Freiheit sind Qualitäten, die der Einzelne in unserer Gesellschaft kaum lebt, da uns unser kollektives System zu erdrücken droht. Beginnen wir dennoch, diese Qualitäten im Ansatz in uns zu spüren, dann werden sie durch die vielen Stimmen in uns und um uns herum beschädigt und sogar getötet, wenn wir in Unbeschwertheit leben wollen.

In diesem Buch möchte ich Dich, liebe/r Leser/in, einladen, meine Erkenntnisse und Erfahrungen mit mir zu betrachten und auch kritisch zu beleuchten; vielleicht dann sogar zu teilen, um diese wunderbaren und segensvollen Qualitäten im Alltag leben zu können.

Herzlichst
Alexandra Rieger

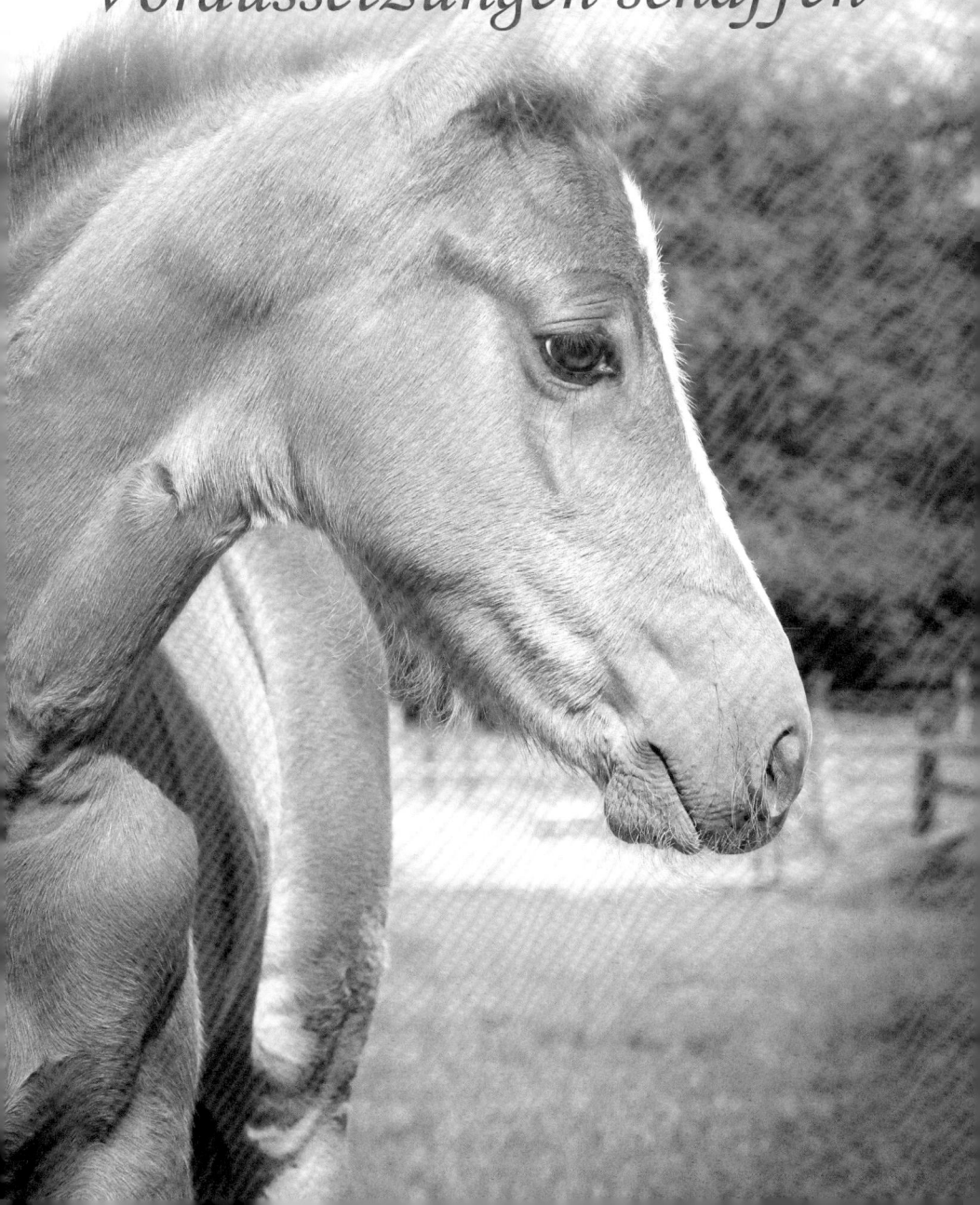

1. Teil
Voraussetzungen schaffen

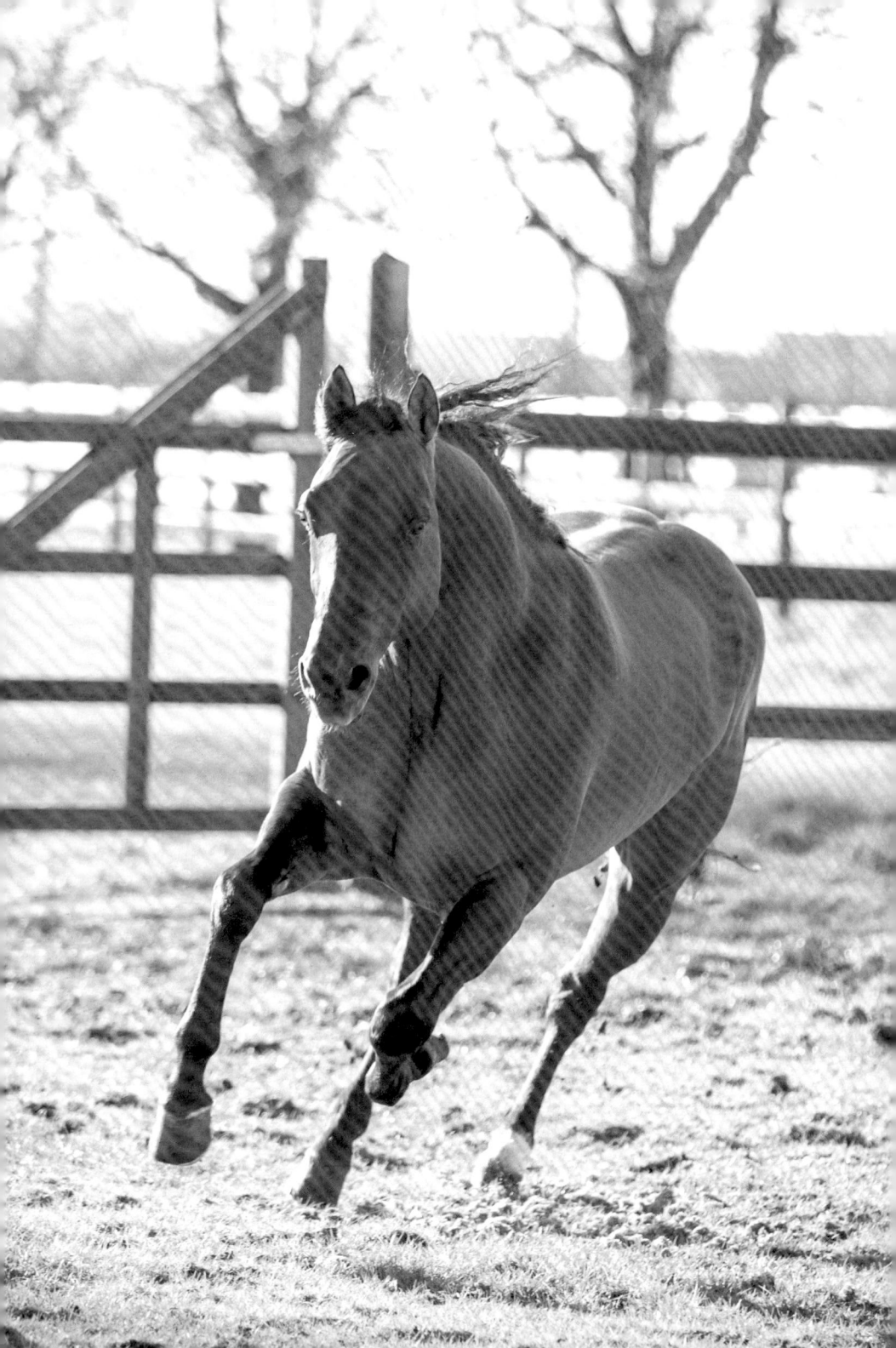

Kann das Pferd mein Krafttier sein?

W er sich mit dem Schamanismus auseinandersetzt, weiß, dass der Suchende eine Reise in die „untere Welt" unternimmt, um sein Krafttier oder seine Krafttiere kennenzulernen. Die Reise in die „obere Welt" lässt uns unsere geistigen Führer kennenlernen.

In den Betrachtungen in diesem Buch gehen wir davon aus, dass ein Tier, welches in uns starkes Interesse hervorruft und eine Anziehungskraft auf uns ausübt, eine besondere Bedeutung in unserem Leben einnehmen kann. Hierfür wird der Begriff „Krafttier" verwendet.

Ich bin der Auffassung, dass das Pferd in unserer Zeit, in der es nicht mehr als Arbeitstier eingesetzt wird, eine wichtige Rolle übernommen hat: Es begleitet und unterstützt uns Menschen auf unserer Bewusstwerdungsreise.

Das Pferd nimmt diese Rolle natürlich nicht bewusst ein, sondern vielmehr aufgrund seiner speziellen Fähigkeiten, die es im Verlauf seiner Evolutionsgeschichte errungen hat. Pferde sind nicht nur starke Tiere, sondern vor allem friedvolle, harmonische, sehr sensitive Wesen und stark auf das Zusammensein mit Menschen bezogen, wenn ihnen mit Zuneigung und mit Wohlwollen begegnet wird.

Gerne sind Pferde Freunde des Menschen, fühlen sich in seiner Umgebung wohl und kommunizieren willig mit ihm auf ihre Art, die nur nonverbal sein kann.

Deshalb kann für all jene, die eine besondere Anziehungskraft dem Pferd gegenüber spüren, das Pferd als Krafttier gesehen werden.

Diese Zuneigung muss sich nicht zwangsläufig so äußeren, dass der/diejenige reitet oder sonstige Aktivitäten mit dem Pferd ausübt. Es genügt, eine angenehme und wohlwollende Anziehung im eigenen Selbst diesen Tieren gegenüber zu verspüren, die ausreicht, um von der Überzeugung ausgehen zu können, dass die Pferde etwas übermitteln wollen.

Diese Affinität kann rational völlig unerklärlich sein, sodass sich der Mensch in der Nähe von Pferden fragt: *Warum spüre ich eine Anziehung diesem Tier gegenüber, wo ich doch keinerlei bekannte Berührungspunkte mit Pferden habe?* In diesen Fällen will das Pferd eine Botschaft mitteilen und dem jeweiligen Menschen helfen, sich Dingen bewusst zu werden, die bislang auf halb- oder unbewusster Ebene schlummern. Der den Pferden zugeneigte Mensch kann durchaus Pferde als seine Krafttiere (an)erkennen und darüber hinaus das Krafttier Pferd in der realen Welt bei sich haben. Dies ist kein Widerspruch, vielmehr eine bedeutende Bereicherung des Wahrnehmungsspektrums in der Lebenswelt des Menschen. Seit jeher ist das Pferd ein Archetypus in der Psyche des Menschen. Es steht für Freiheit, Eleganz, majestätische Erscheinung, Leichtigkeit, Kraft, Unbestechlichkeit, Schönheit, Energie und Freude des sehr bereichernden Miteinanders von Mensch und Tier.

Bedeutung des Pferdes als Krafttier

Nimmt das Pferd in Deinem Leben eine besondere Stellung ein, so kann dies durchaus bedeuten, dass es für Dich wichtige Botschaften bereithält und Dich auf eine Bewusstseinsreise einlädt.

❖   Das Pferd will Dir Mut machen, damit Du Deine Aufgabe im Leben erkennen und mit Begeisterung und Optimismus lebst.

❖ Das Pferd will Deine Sinne schärfen, damit Du bewusster Dein Leben in allen Lagen gestalten kannst.

❖ Es will Dir Geduld beibringen und Dir zeigen, was es bedeutet, dem Leben und Dir selbst mit Ernsthaftigkeit zu begegnen.

❖ Das Pferd lehrt Dich, Deine ureigene Kraft zu finden und diese zum Segen für Dich und Deine Umwelt einzusetzen. Das Pferd will Dich auf Seelenebene stark machen.

❖ Es lässt Dich Hindernisse und Schwierigkeiten überwinden, um dadurch an Weisheit und Erfahrung zu gewinnen.

❖ Es zeigt Dir, was wahr ist und lehrt Dich, in die Tiefe der Dinge vorzudringen. Es fordert Dich auch auf, immer wieder innezuhalten, um in der Stille das zu hören, was die Ohren nicht hören können, und das zu sehen, was die Augen nicht sehen können.

❖ Das Pferd will Dein spiritueller Lehrer sein, wenn Du es als solchen anerkennen kannst. Dann wird es Dich in Wahrheiten und Lebensgeheimnisse einweihen, die all jenen verschlossen sind, die an der Oberfläche haften bleiben.

❖ Vor allem will das Pferd Dich seine Sprache lehren. Eine lautlose Sprache, die von den höchsten Qualitäten getragen ist: der Liebe und der Weisheit.

Das Pferd wartet nur darauf, Dich mit auf diese spannende Bewusstwerdungsreise mitnehmen zu können, damit ihr zu einer Einheit werdet.

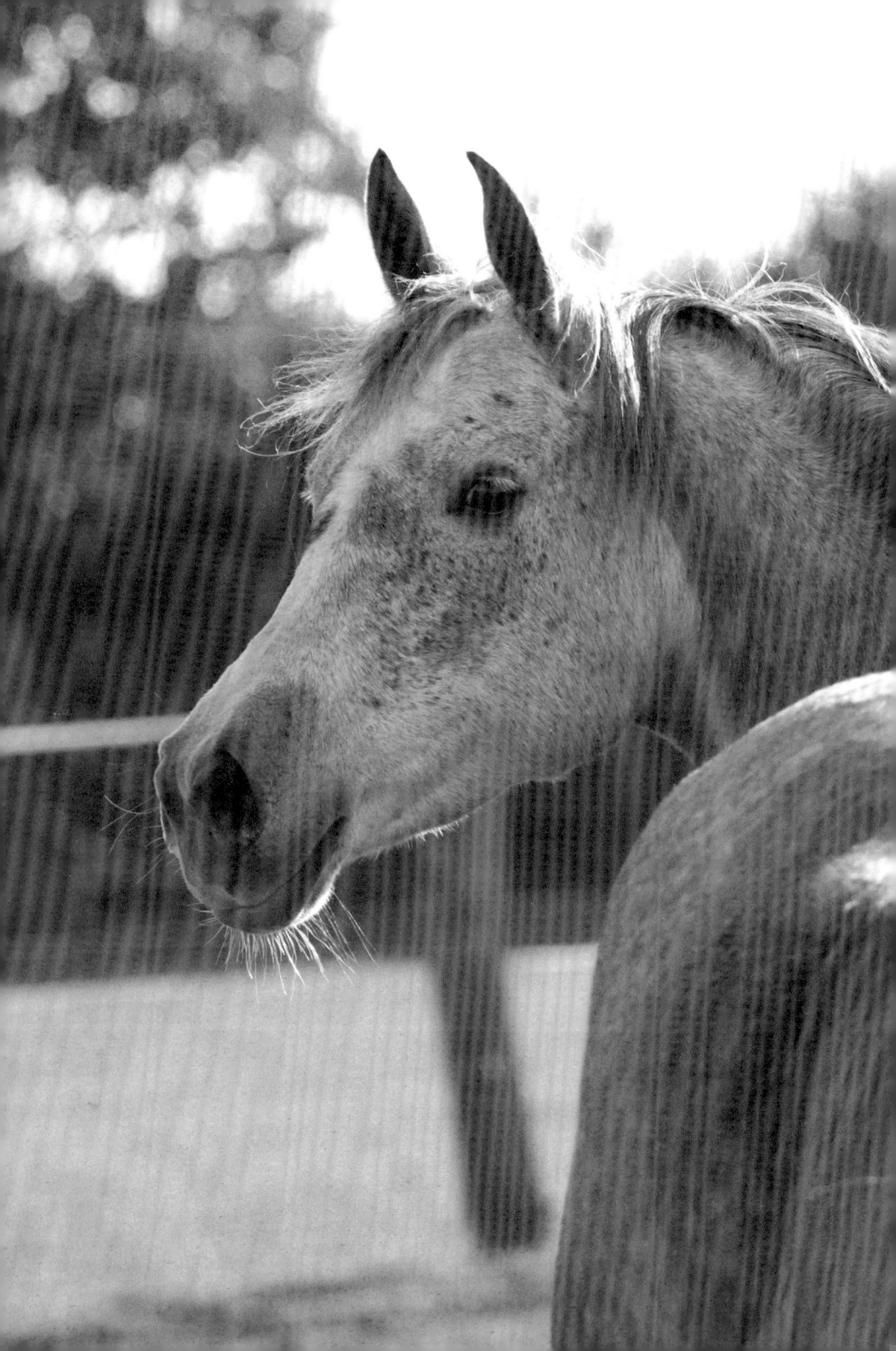

Pferde zeigen uns den Weg in die neue Welt

Bereits in jungen Jahren habe ich mich immer wieder gefragt: *Warum fühle ich mich in der Gegenwart der Pferde so unbeschreiblich wohl?* Es ist sogar mehr als ein Wohlfühlen: Pferde führen mich stets in ein unbeschreibliches Glücksgefühl und dies ohne einen ersichtlichen Grund. Das heißt, ich muss nicht etwa an einem Turnier teilnehmen und einen Platz belegen oder sonstige Aktivitäten betreiben, die im Allgemeinen vermuten lassen, dass es diese sind, die zu meinem Glücksgefühl beitragen. Im Gegenteil:

Das „Sein" mit Pferden lässt mich stets ein intensives Glücksgefühl erleben.

Warum? Dies war seit Kindheitstagen meine Frage. Heute – im Alter über 50 Jahren – glaube ich die Antwort gefunden zu haben:

Pferde leben vollkommen und intensiv im Hier und Jetzt.

Pferde besitzen keine angestauten negativen Emotionen, sprich einen Schmerzkörper wie wir Menschen. Sie sind Meister im „Sein". Damit meine ich den Bewusstseinszustand, den alle großen Weisheitslehrer ihren Schülern zu vermitteln bemüht sind. Im „Sein" sind die mentalen Aktivitäten auf ein Minimum reduziert; im Inneren der Person herrscht Stille; sie nimmt mit all ihren Sinnen intensiv und wahrhaftig wahr, und zwar mit den Sinnen des Körpers, der Seele und des Geistes.

In unseren Bewusstseinszuständen sind wir in Kontakt mit
uns selbst, mit unseren „authentischen Seins-Ebenen",
die eins sind mit der Ur-Liebe, der Ur-Weisheit
und der Ur-Kraft der Schöpfung.

Daher ist es ein Zustand der Freiheit, Leichtigkeit und Freude. Pferde leben beispielhaft vor, in welchen Bewusstseinszustand wir eintreten müssen, wollen wir eine neue Welt in unserem Dasein erschaffen. *Wollen wir eine neue Welt erschaffen?* Diese Frage wird sich vor allem jener Mensch stellen, der bereit ist, hinzuschauen und in Verantwortlichkeit sein Leben und das unserer Gesellschaft zu betrachten und mitzugestalten. Wer dies tut, kommt allerdings sehr schnell zu der Erkenntnis, dass unsere Gesellschaft eine Erneuerung, eine NEU-Ordnung benötigt.

Diese Neuordnung kann immer nur durch den Einzelnen mit kleinen Anfängen begonnen werden und wird sich nicht von oben nach unten vollziehen, sondern von unten (über das Individuum) nach oben. Damit diese Neuordnung vollzogen werden kann, muss der Einzelne ein Wissen haben, das ihm beantwortet, wer er ist, warum er hier ist und vor allem wie sein Weg aussieht.

Ohne seriöse Beantwortung dieser Fragen wird kaum die
notwendige Motivation in uns wachsen, die wir brauchen,
um uns auf unsere individuelle und erfüllende Reise zu machen.

Diese Reise führt zwar in die Freiheit, Leichtigkeit und Freude, ist jedoch auch mit Hindernissen und Problemen gepflastert. Die Aufgaben und Schwierigkeiten können wir nur überwinden, wenn wir in uns erstarkt sind.

*Wenn wir ein Leader im eigenen Innenraum – in unserer Seele –
sind, können wir den Stürmen des Lebens standhalten und
unseren Weg gehen, den wir mit den Neigungen
unseres Herzens gehen möchten.*

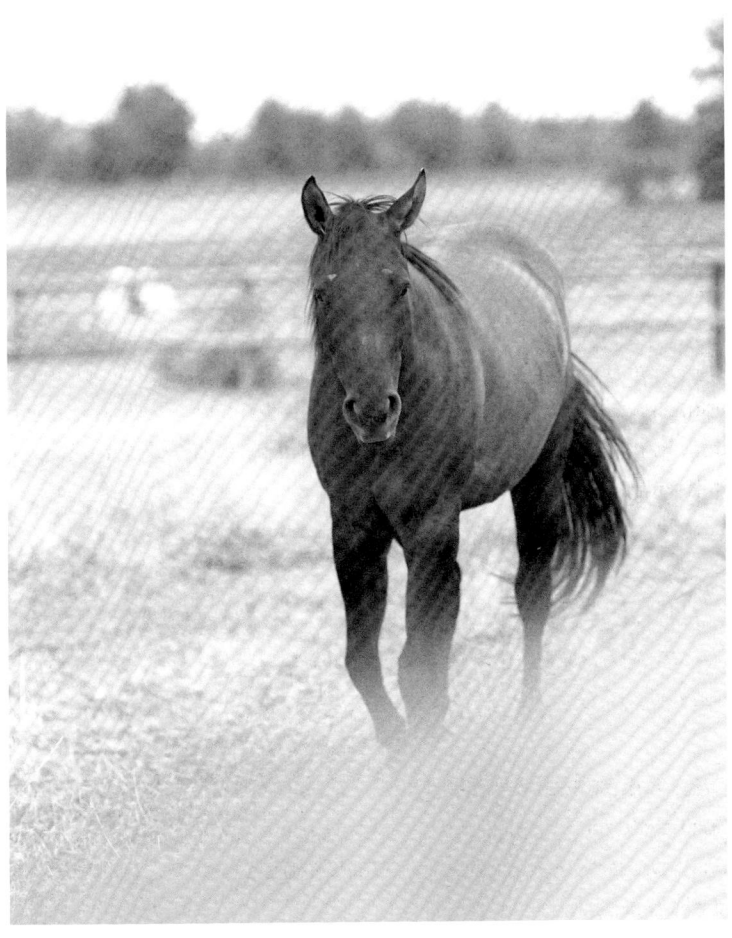

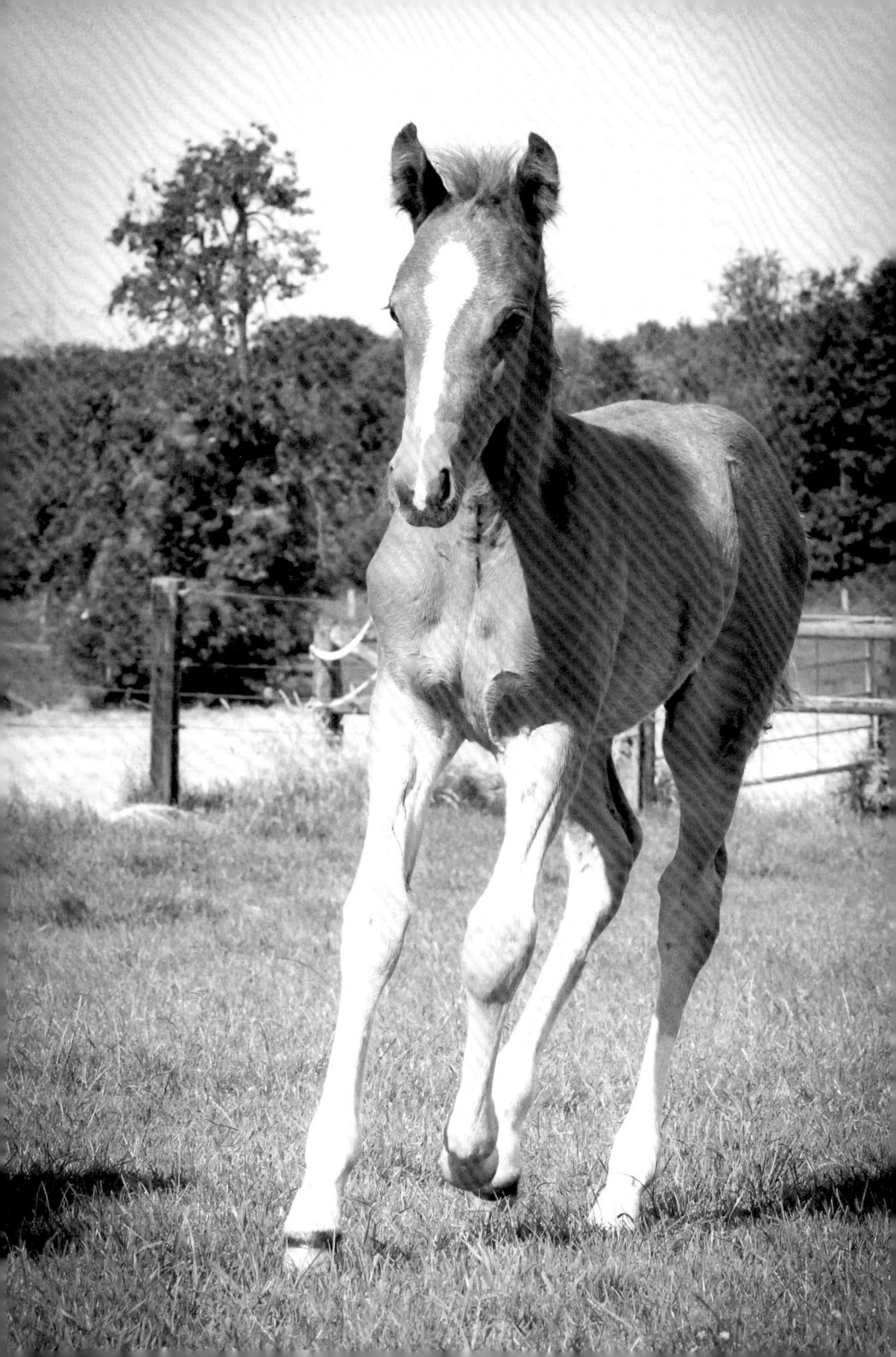

Freude, Leichtigkeit und Freiheit

Dieses Buch befasst sich vor allem damit, wie wir die Qualitäten Freude, Leichtigkeit und Freiheit in uns erwerben können. Als mir klar wurde, worum es eigentlich in der Arbeit an der eigenen Psyche im Umgang mit den Pferden geht, erkannte ich, dass wir diese Qualitäten nur dann leben können, wenn wir unseren Schmerzkörper erlösen.

Was ist der Schmerzkörper? Er ist ein Seelenanteil in uns. In diesem Seelenanteil haben alle negativen Erfahrungen, die der Mensch im Verlauf seines Lebens auf bewusster und unbewusster Ebene macht, ihren Niederschlag gefunden. Wir können dies mit einem Computer vergleichen, der über eine Speicherkapazität verfügt, um Daten abzuspeichern und bei Bedarf abzurufen. So gibt es Erfahrungen in uns, die nicht über unseren Willen bereitstehen, das heißt, uns nicht bewusst zur Verfügung stehen, jedoch gleichwohl in einem Bereich enthalten sind, den die moderne Psychologie mit „Unterbewusstsein" benennt. Daraus ergibt sich, dass wir einige dieser Speicherungen kennen, und zwar die bewussten Anteile – den Großteil kennt unser Bewusstsein jedoch nicht.

Die Summe aller schmerzhaften, traumatischen und negativen Abspeicherungen bildet den Schmerzkörper.

Der Begriff „Schmerzkörper" wurde von Eckart Tolle geprägt und gibt jenem Seelenteil in uns einen Namen, der für unseren Schmerz, für unser Unglücklichsein, für unsere Frustrationen, für all das, was wir als negativ und schmerzhaft empfinden, verantwortlich ist.

Solange wir von der Existenz dieses Schmerzkörpers nichts wissen, der in jedem von uns lebt (in einem Menschen stärker als in einem anderen), kann dieser sein Schmarotzerdasein in uns fristen und nicht nur leben, sondern auch wachsen und immer größer und damit kraftvoller werden. Dieses Schmarotzerwesen „Schmerzkörper" besitzt eine primitive Intelligenz und ist darauf aus, dass es von seinem „Wirt" nicht erkannt wird, denn das Erkennen dieses Nutznießers befähigt den Menschen, sich von dieser primitiven Intelligenz zu befreien.

Daher legt der Schmerzkörper es darauf an, dass der Mensch möglichst unbewusst bleibt und nicht in der Lage ist, die Machenschaften zu erkennen.

Wie gelingt es dem Schmerzkörper unentdeckt zu bleiben? Die verschiedenen Eigenschaften des Schmerzkörpers täuschen den Menschen, indem sie ihm vorgaukeln, er selbst bestehe aus diesen Eigenschaften. Mit anderen Worten: Sobald sich der Mensch mit seinem Schmerzkörper oder auch nur mit Teilaspekten identifiziert, kann sich dieser Parasit unentdeckt ausbreiten und wachsen.

Je stärker die Identifikation mit den Eigenschaften des Schmerzkörpers, desto größer sein Wirkungsradius.

Ein Beispiel hierzu kann das Gesagte verdeutlichen: Wir befinden uns in einer zwischenmenschlichen Interaktion, die eine starke Emotion in uns aufsteigen lässt. Die Emotion kommt wie eine bedeutende Welle über uns und wir werden aus unserem Zentrum verschoben und identifizieren uns so stark mit dieser Emotion, dass wir aus ihr heraus reagieren und Abwägungen durch das Bewusstsein ausklammern. Hierbei kann es sich um Wut, Ärger, Aggression oder andere negative Emotionen handeln. Immer dann, wenn wir nicht in der Lage sind, solchen Energien unserer Psyche standzuhalten, haben wir uns mit der jeweiligen Emotion identifiziert und sie hat die Herrschaft in unserem Reich übernommen. In diesen Fällen nährt sich der Schmerzkörper über unsere Energien und je länger und intensiver das Ausleben der Emotion andauert, desto mehr Nahrung erhält der Schmerzkörper und kann nun wachsen und sich in uns ausbreiten. So kommt es, dass der Mensch sich in manchen Fällen mit Teilbereichen seines Schmerzkörpers ganz identifiziert und gar nicht mehr erkennen kann, dass er nicht das ist, was der Schmerzkörper vorgibt zu fühlen, sondern dass diese Aspekte nur Inhalte im eigenen Seelenraum sind.

Diese Inhalte gilt es zu erkennen, um sie im zweiten Schritt auflösen zu können, denn nur was erkannt ist, kann erlöst werden.

Hier kommen uns die Pferde zu Hilfe, denn sie zeigen uns vor allem jene Aspekte in uns, die in die Tiefen unserer Seele abgesunken sind und daher nicht mehr bewusst wahrgenommen werden können. Gedanken, Gefühle, innere Bilder, Erinnerungen usw. können Inhalte in unserem Seelenraum sein, die nichts mit unserer authentischen Seins-Ebene zu tun haben.

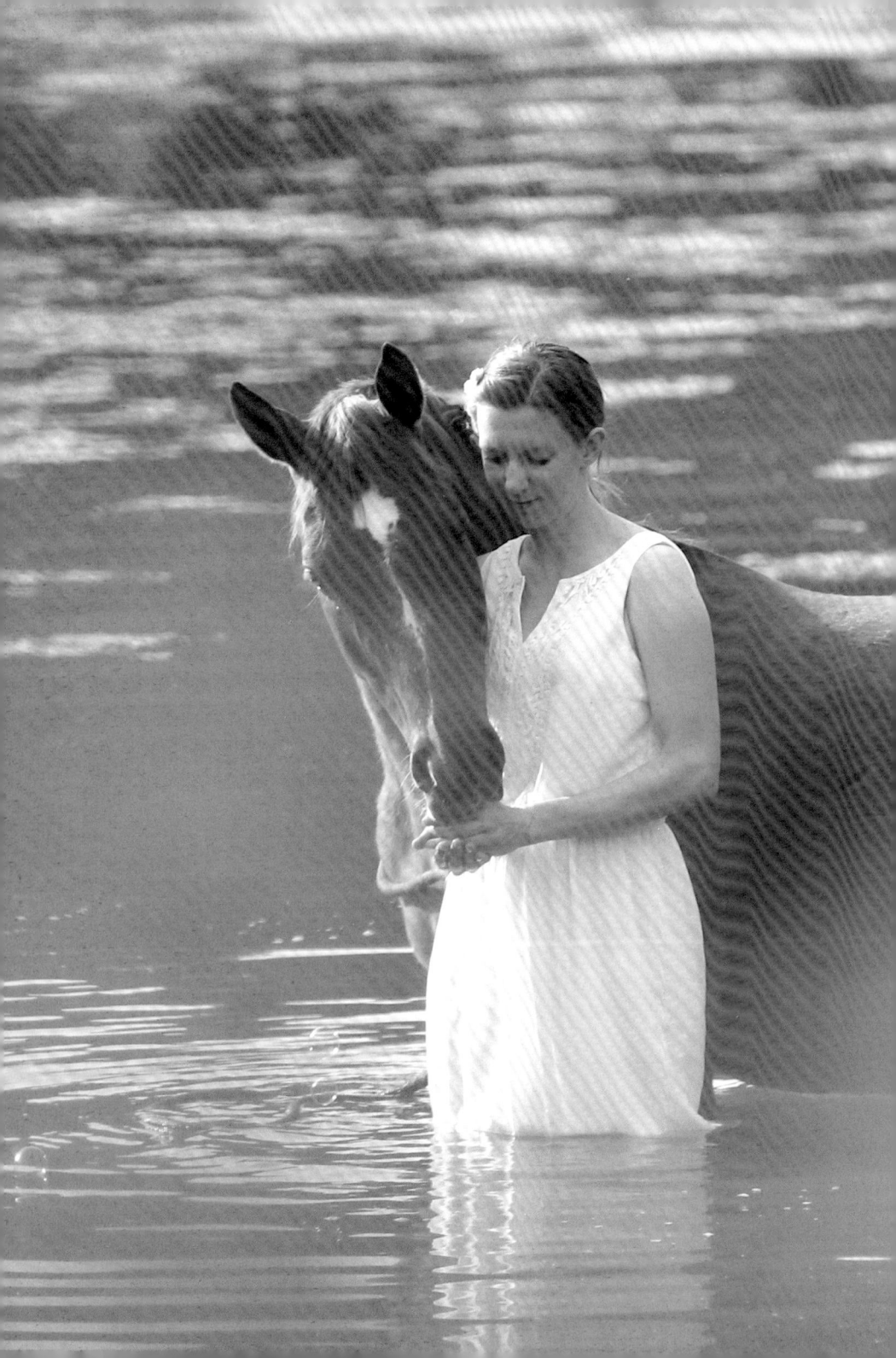

Innerer Seelenraum

Gedanken, Gefühle, innere Bilder und Erinnerungen sind Inhalte im Seelenraum. *Wie können diese Inhalte des eigenen Inneren erkannt werden?* Hierzu brauchen wir zunächst eine möglichst klare Empfindung über unseren physischen Raum, das heißt, wir sollten erfühlen können, wo wir energetisch beginnen und wo unsere energetische Grenze liegt. Nur so ist es möglich, anderen Menschen (und z. B. auch Pferden) Grenzen zu setzen. So kann der Mensch mit seiner spirituellen Kraft entscheiden, wer und was im eigenen Raum sein darf. Auf physischer Ebene ist es relativ einfach, Grenzen zu setzen und unerwünschte Inhalte aus diesem zu entfernen.

Auf feinstofflicher Ebene ist das hingegen schwieriger, zumal wir in aller Regel keine Wahrnehmung von unserem eigenen „Innenraum" und dessen Inhalten besitzen, da wir zu sehr – oder soll ich sagen „ausschließlich" – im Außen leben.

Befinden sich unerwünschte Inhalte im physischen Raum, erkennen wir dies, weil wir eine entsprechende Empfindung haben, sprich wir spüren körperlich einen Widerstand und können deshalb bestimmen, ob wir diesen belassen oder hinausschaffen wollen.

Ein praktisches Beispiel soll helfen dies zu verstehen: Nehmen wir einen Wohnraum als Analogie zu unserem physischen Außenlebensbereich. In diesem Wohnraum sammeln sich im Zeitablauf Möbelstücke und andere Dinge an wie Zeitschriften, Spielsachen der Kinder, Geschirr und allerlei andere Gegenstände. Wird dieser Raum nicht immer wieder aufgeräumt und Dinge hinausgeschafft, die nicht benötigt werden, wird es mit der Zeit unmöglich, sich in dem Raum aufzuhalten. Es herrscht ein Durcheinander, ein Chaos und von „Wohlfühlen" kann keine Rede mehr sein.

Dieses Gleichnis ist sehr gut geeignet, um zu verdeutlichen, was im Inneren unserer Seele geschieht, wenn wir nicht bemüht sind, Ordnung zu halten und dafür zu sorgen, dass sich unerwünschte Inhalte nicht einnisten und unseren Innenraum zu einem chaotischen Raum werden lassen. Eine Vernachlässigung unseres Seelenraumes geschieht jedoch in vielen Fällen, ohne dass sich der Einzelne dessen bewusst wird. Es geschieht vor allem durch das unbewusste Ausleben von Gedanken und Gefühlen. Unbewusste Gedanken, die zu unbewussten Glaubenssätzen, sprich Überzeugungen werden, generieren im Menschen Gefühle. Emotionen sind feinstoffliche Energien, die nicht nachgewiesen, nicht gemessen und geprüft werden können und haben daher für den von seinem Intellekt gesteuerten Menschen keine beachtenswerte Bedeutung. Diese Gedanken werden in aller Regel in das Reich des Unbewussten verdrängt – in dem Glauben, dass sie durch die Verdrängung „außer Gefecht" gesetzt sind. In Wahrheit geschieht das Gegenteil:

Im Unterbewusstsein können sich die Energien der Gefühle,
verursacht von Gedanken, zusammenschließen und entsprechend
ihrer Qualität und Stärke ihr „Unwesen" treiben.

Auch hier soll eine Analogie helfen, solche Dynamiken besser zu verstehen: Stellen wir uns vor, einen schönen Wohnraum mit Küche und Bad auf Erdgeschossebene zu bewohnen. Es gibt auch einen Keller, den wir jedoch nie aufsuchen. Was sich dort befindet, wissen wir nicht. Mit der Zeit spricht es sich unter Landstreichern herum, dass der Keller unseres Wohnhauses unbeaufsichtigt ist, sodass diese wohnungslosen Gesellen zunächst sehr vorsichtig eindringen, um zu sehen, inwieweit sie sich eventuell einquartieren können. Da wir uns nicht im Geringsten um den Keller kümmern, besetzen ihn die Landstreicher immer selbstverständlicher und laden weitere Kumpanen zu sich ein. Wir jedoch wissen nichts von dem Treiben in den Räumen unter uns und leben in dem Glauben, dass alles im besten Zustand sei. Die unerkannten Untermieter breiten sich immer mehr aus und feiern mittlerweile wilde Feste, sodass wir immer wieder Geräusche und auch intensive Gerüche wahrnehmen. Doch wir leben nach dem Motto: *Was das Auge nicht sieht, kann das Herz nicht beschweren.* Erst als Lärm und Gestank unerträglich werden, beginnen wir uns zu fragen, was sich wohl in unserem Keller tummelt.

Dieses Gleichnis veranschaulicht, was sich in vielen Fällen in uns abspielt, wenn wir ignorieren, dass wir mehr sind als unser Kopf mit seinen Außenwahrnehmungen und die Sensoren unserer Seele ignorieren.

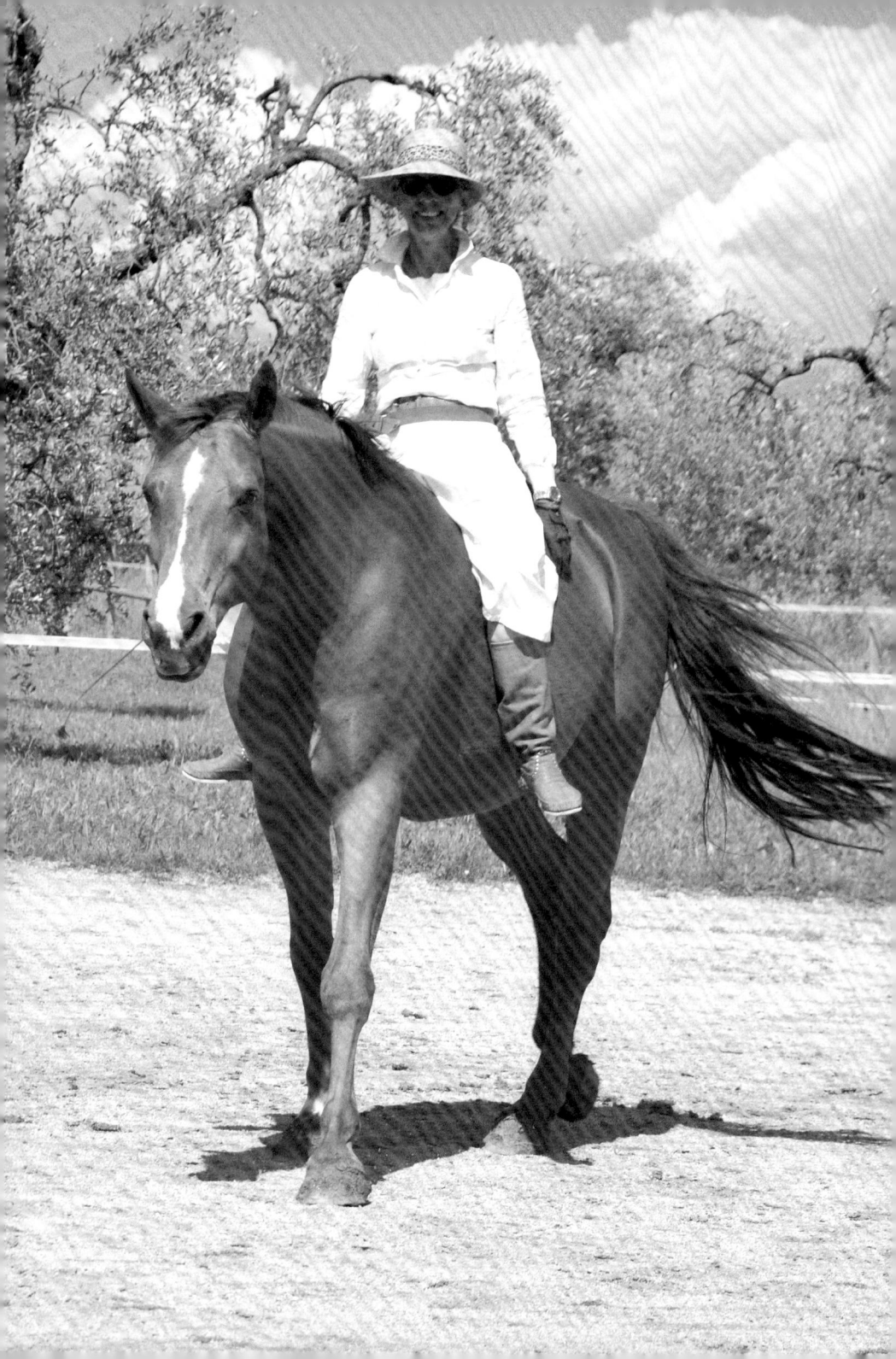

Warum bin ich hier?

Welchen Zweck verfolgt das Menschsein hier auf Erden? Bereits in der Natur des Tier- und Pflanzenreiches sehen wir eine kontinuierliche Entwicklung. Alles drängt zu einer Fort- und Weiterentwicklung – immer weiter zu höheren Entwicklungsebenen. Nun heißt es bereits in der Bibel, dass der Mensch „die Krönung der Schöpfung" sei, und ich denke, dass dies richtig ist, wenn wir es auf die körperlich-seelische Entwicklung beziehen.

Da erst im Menschen der Geist erwachen kann, der wie ein Samenkorn in ihm schlummert, kann an dieser Stelle durchaus die These aufgestellt werden, dass der Mensch ganz am Anfang seiner geistigen Entwicklung steht.

In der Tat erfahren wir aus der Geisteswissenschaft, dass es auch hier eine Hierarchie gibt – genau wie in der Natur des Mineral-, Pflanzen- und Tierreichs. In diesem Reich des Geistes steht der Mensch auf Erden auf der unteren Ebene, denn er steht an der Schwelle vom Naturreich zum geistigen Reich.

Ich, Mensch, bin hier auf Erden, um meine geistige Entwicklung antreten zu können, die das Naturreich, in dem ich noch stehe, hinter sich lässt, um die hohe Ebene des Geistes anzustreben.

Der Mensch soll die Krönung der Schöpfung werden, denn er soll mit seiner Natur in den Geist übergehen, aus dem alle Natur hervorgegangen ist. *Welch eine grandiose Perspektive!* Das bedeutet, dass das Leben hier auf Erden nur ein kurzes Probeleben sein kann, welches den Menschen darauf vorbereitet, immer weiter zu schreiten in immer höhere Ebenen der geistigen Reiche.

Somit können wir zu der Erkenntnis kommen, dass unser Körper uns nur hier auf dieser physischen Ebene wie eine Art Kleid und auch Werkzeug zur Verfügung steht, und nach Ablauf unseres Probelebens dürfen wir dieses Körperkleid ablegen, damit wir – befreit von der Materie der Natur – geistig höher steigen können in unserer Entwicklung.

Diese Erkenntnis ist von enormer Wichtigkeit für den Einzelnen, damit der Mensch nicht Gefahr läuft, sich nur mit seinem Körper zu identifizieren und darüber vergisst, warum er hier auf Erden ist.

Leider geschieht dies dennoch vielen Menschen, da sie sich wie in Hypnose befinden – beeinflusst von den materiellen Aspekten des Lebens. Durch das fast ausschließliche Konzentrieren auf die äußere Realität lassen wir uns im Verlauf unseres Lebens von dieser auf Erden wie gefangen nehmen und sind dann überzeugt, dass dies die einzig gültig Realitätsebene ist. Wie ferngesteuert bewegen, sprechen und handeln wir in dieser Welt.

Hypnose entsteht übrigens, wenn das Bewusstsein auf einen kleinen Ausschnitt der Gesamtrealität konzentriert wird und dies immer und immer wieder erfolgt. Vergleichen wir diese Aussage mit dem, was wir alle während der Schulzeit durchlaufen haben, dann kommen wir zu der Erkenntnis, dass wir uns (die gesamte Menschheit – mit einigen Ausnahmen) in einem hypnotischen Zustand befinden. Während der Schulzeit werden wir aufgefordert, unsere Aufmerksamkeit stets auf das Äußere zu richten und dies über viele Jahre hinweg – mit „gut" werden wir benotet, wenn wir uns an diese Vorgabe halten.

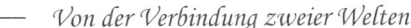

Systematisch haben wir uns als Menschheit in einen hypnotischen Zustand hineinbefördert, den wir durch das Erweitern unseres Bewusstseins durchbrechen können, um immer mehr rechte Antworten zu finden zur alles überragenden Frage: *Warum bin ich hier?*

Um Antworten auf diesem so wichtigen und so erlebnisreichen Weg der Fragestellungen nach der Zielsetzung des Lebens auf Erden zu finden, können uns die Pferde sehr gut unterstützen.

Pferde ermöglichen uns, zu erkennen, wo wir mit unserem eigenen Verhalten stehen. Dies schaffen sie durch ihr gesundes, instinktives Verhalten – wie durch den Blick in einen Spiegel.

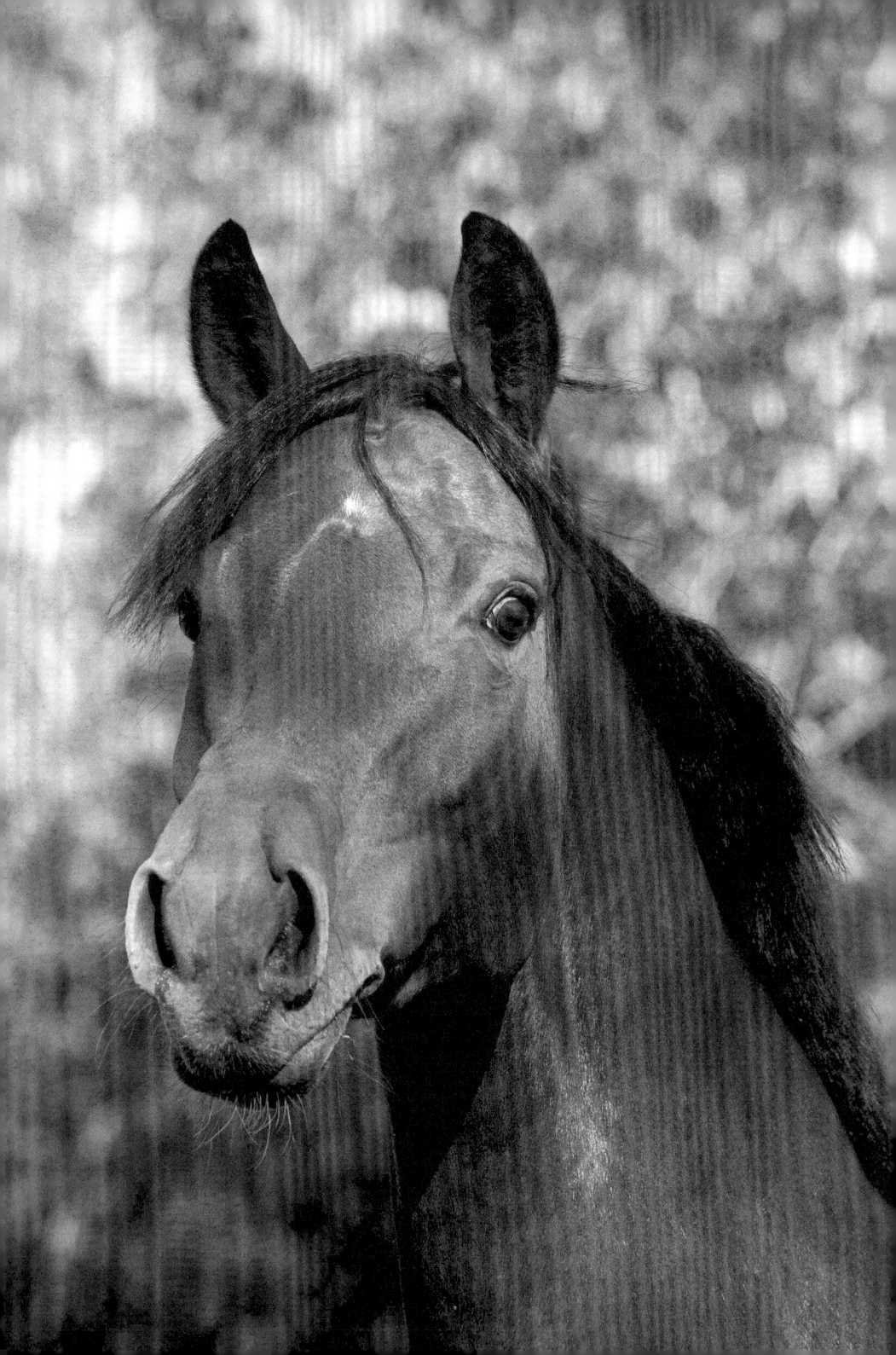

Stimme des Pferdes

Hast du keine Geduld mit mir und mit dir selbst, dann kannst du nicht von mir erwarten, dass ich dir gegenüber Respekt zolle. Geduld ist eine der Hauptcharakteristiken, die ein Pferd zu einem Leitpferd macht: Ich, Pferd, will dir, Mensch, folgen, wenn du dich als Leitfigur auszeichnest. Kannst du diese Eigenschaften nicht leben, dann bist du in meinen Augen keine Leitfigur und ich kann dir gegenüber weder Respekt noch Vertrauen aufbauen und wir können keine wirkliche innige und tiefe Beziehung begründen. Ich werde dich ständig testen, ob du Geduld hast. Jeden Tag, in jedem Augenblick unseres Zusammenseins teste ich dich und werde nicht müde, dich auf den Weg deiner Reise zu dir selbst zu begleiten. Denn die Eigenschaften, die du benötigst, um mit mir eine innige Verbindung aufzubauen, sind auch all jene Eigenschaften, die du benötigst, um einen Zugang in deine inneren Dimensionen zu finden.

Bemerke ich, dass du ungeduldig wirst und womöglich versuchst, mich mit physischen Hilfsmitteln in etwas zu zwängen, dann verschließe ich mich vor dir und werde dich nicht mehr an mich heranlassen. Unsere Beziehung wird darunter erheblich leiden, denn wie kann ich dich respektieren und dir vertrauen, wenn du beginnst, mich mit Hilfsmitteln in eine Form zu pressen? Ich bin ein Wesen, das die Freiheit liebt, und meine Seele leidet, wenn du versuchst, mich in etwas hineinzuzwingen.

Ich will dir folgen und ich will dir all das geben, zu dem ich fähig bin. Verlangst du mehr, als ich geben kann, da du mich nicht akzeptierst, dann wird es für dich schwierig, mich mit Geduld zu begleiten. Du siehst, Akzeptanz ist eine wichtige Basis, damit du nun mit Geduld an unserer Gemeinsamkeit arbeiten kannst.

Nun frage ich dich auch noch, ob du ernsthaft bist?
Damit meine ich nicht, mit starrer und harter Miene und der entsprechend harten Ausdrucksform mir und der Welt zu begegnen. Ich verstehe darunter vielmehr:

Nimmst du mich ernst, nimmst du dich ernst oder lässt du dich
nur zu schnell von der Meinung anderer hin und her schubsen?

Der Weg, den ich mit dir gehen will, ist ein Weg, der sich eindeutig von den anderen traditionellen Wegen abhebt. Du wirst, sobald du dich auf diesen Weg begibst, vielen Argumenten, Zweifeln und Besserwisser-Weisheiten begegnen. Bist du dann nicht ernsthaft in der Umsetzung meiner Lehren, dann wirst du schnell umfallen, zurückfallen in die alten Dogmen, die uns Pferde allzu oft versklaven und uns in unser Wesenheit verkennen.

Du brauchst den Zugang zu meinem Herzen,
damit wir in Sanftmut und Klarheit kommunizieren können.

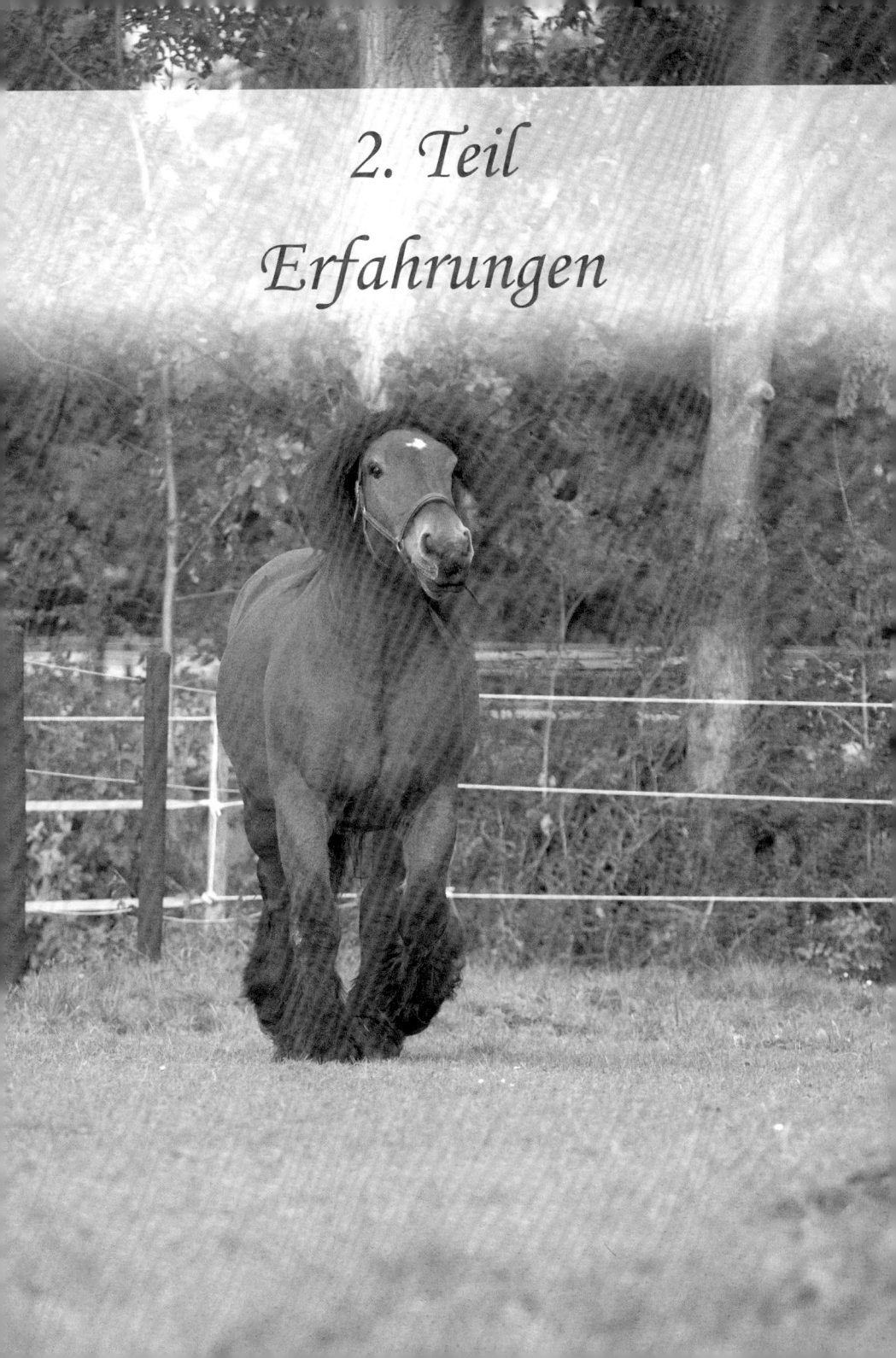

2. Teil

Erfahrungen

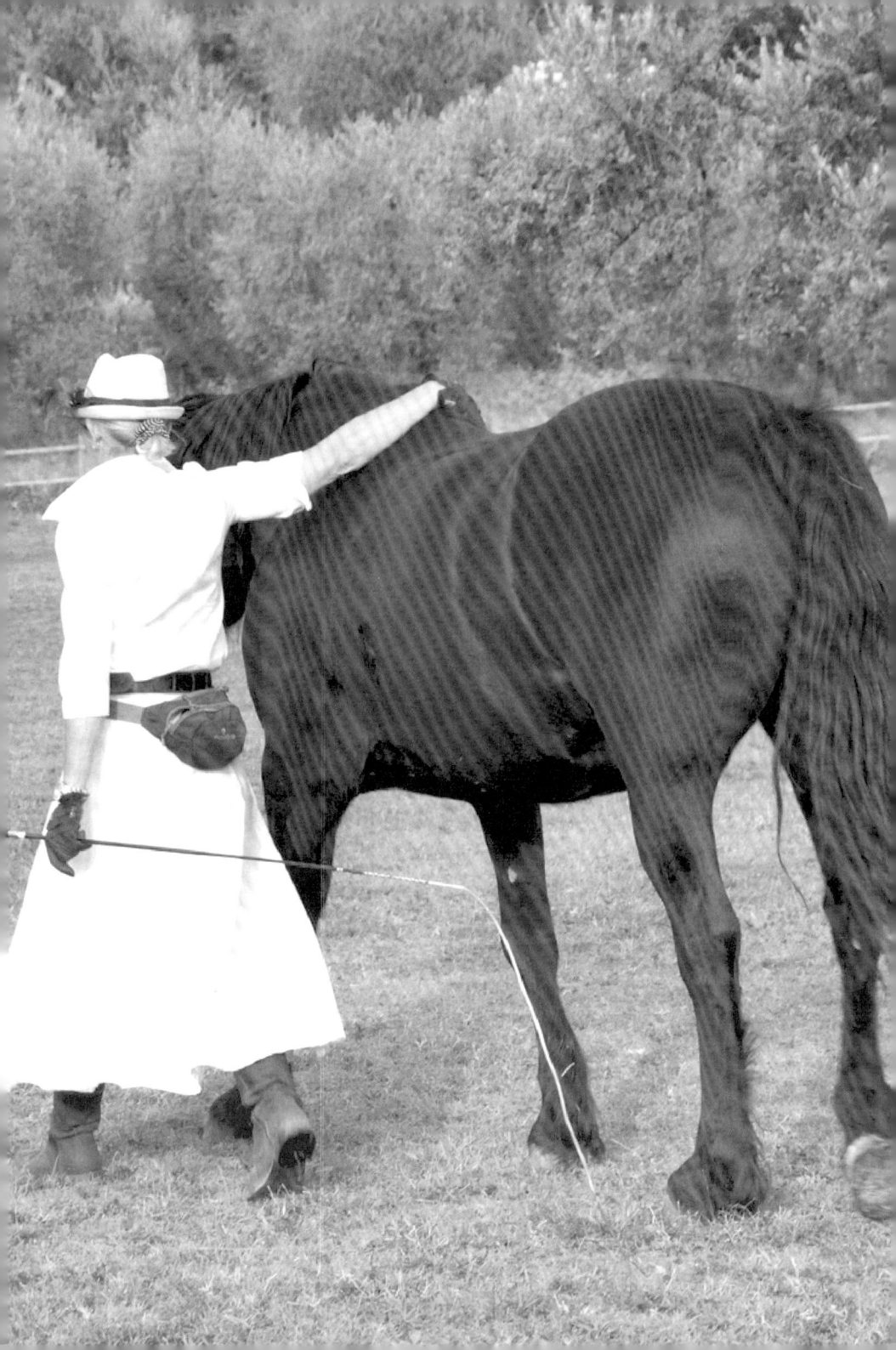

Weiterentwicklung

Eine Zeit in meinem Leben war ich sehr krank. Als ich irgendwann die akute Phase meiner Erkrankung überstanden hatte, in der die Ärzte meinten, dass ich mich phasenweise in Lebensgefahr befand, kamen die Pferde wieder in mein Leben. Zunächst wehrte ich mich gegen sie. Als ich jedoch erkannte, dass das Zusammensein mit Pferden für mich sehr wohltuend – um nicht zu sagen „heilsam" war –, versuchte ich immer mehr Zeit mit diesen wunderbaren Tieren zu verbringen.

In der akuten Phase meiner Krankheit war ich zunächst in traditioneller ärztlicher Behandlung, als ich durch meine Mentorin und spirituelle Lehrerin von einem Homöopathen erfuhr. Ich stand damals kurz vor einer einschneidenden Operation, die mein Leben völlig verändert hätte. Also fuhr ich zu dem Homöopathen, um seinen Rat einzuholen; immerhin hatte ich nichts zu verlieren. Sehr viele Hoffnungen machte ich mir allerdings nicht, denn meine Ärzte sahen keine andere Möglichkeit als die bereits beschlossene Operation. Ich hoffte darauf, dass mich die Homöopathie vielleicht nicht heilen, so doch in meinen bevorstehenden Schritten begleiten könnte. (*An dieser Stelle möchte ich mich bei meinem Homöopathen Urs Schlag herzlich bedanken, denn er hat mich wie ein „Fels in der Brandung" durch all die Tiefen und stürmischen Phasen meiner Heilung geführt.*)

In den ersten Wochen der homöopathischen Behandlung war ich mit den Vorbereitungen der Operation beschäftigt, als sich wider erwartend meine Blutwerte verbesserten und somit auch mein Gesundheitszustand.

Nach einigen Monaten waren die Werte so gut, dass ich die Medikamente, die viele Nebenwirkungen hatten, absetzen durfte. Eine Operation war somit nicht mehr sehr dringlich und ich gewann Zeit.

In dieser Phase durfte ich mich mit meinem Pferd auseinandersetzen und mich seinen Lehren unterziehen. So vergingen die Jahre und ich konnte durch die Pferde und durch die Homöopathie immer heiler und damit bewusster werden. Ohne diese Unterstützung wäre ich heute operiert und müsste ein Leben lang Medikamente nehmen. Zudem wäre mir ein Bewusstwerdungsprozess vorenthalten geblieben, den ich so dank dieser wunderbaren Therapie und dank der Pferde beschreiten durfte und weiterhin beschreite.

Während der Heilung, die Jahre in Anspruch nahm, fragte ich mich immer wieder: *Warum bin ich krank?*

Ich bin der Überzeugung, dass unser natürlicher Zustand –
sowohl in Gesundheit als auch in Krankheit –
uns etwas sagen, uns zurück auf den
richtigen Weg bringen möchte.

Hier stellt sich die Frage: *Was ist der richtige Weg?*
Für mich war klar, meine Krankheit will mir etwas sagen, ich soll mir irgendetwas bewusstmachen. Ich litt an einer Autoimmunkrankheit, das heißt, mein System richtete sich gegen sich selbst. Mein Organismus hatte eine selbstzerstörerische Haltung eingenommen. Ich hatte auf bewusster Ebene keinerlei Einfluss auf meine körperlichen Vorgänge und Zustände. So fragte ich mich immer und immer wieder, was das in mir war, das sich gegen mich selbst richtete?

Als vor Jahren die Krankheit diagnostiziert wurde, war ich von meinem Weg abgekommen und hörte nicht auf meine innersten Regungen, die mich immer wieder zu mir selbst zurückführen wollten. Ich lebte ein Leben an der Oberfläche, ein Leben ohne Tiefgang.

Dank der Krankheit hat mein Leben an Tiefgang gewonnen und ich durfte durch leidvolle Erfahrungen und Situationen an Bewusstheit erlangen.

Bewusstwerden hat kein Ankommen, denn es gibt kein Limit. Wir befinden uns ein Leben lang und darüber hinaus ständig auf der Reise hin zu einer höheren Bewusstseinsebene.

Obwohl ich enorme Schritte hin zu mehr Bewusstsein durch die Therapie und durch die Arbeit mit den Pferden erreichte, hatte ich doch immer wieder Phasen, in denen es mir nicht so gut ging und ich mich umso mehr fragte: *Warum ist immer noch etwas in mir, das sich gegen mich selbst richtet? Was ist es nur, das sich meinem Bewusstsein entzieht?*

Es musste etwas in mir leben, das soweit in der Tiefe lag, dass ich nicht herankommen konnte; zumindest nicht mit herkömmlichen Therapien. Ein sog. „Ur-Übel", das meinen Organismus falsch informierte und veranlasste, gegen sich selbst zu agieren.

Immer wieder machte ich mir bewusst, dass alles um mich herum ein Spiegel ist – vor allem meine Pferde. Seit geraumer Zeit beobachtete ich mich intensiv bezüglich meines Pferdes Latiro. Von Anfang an hatte ich das Gefühl, dass dieses Pferd zu mir kam, um mir etwas Wichtiges zu übermitteln.

Und in der Tat konnte ich durch ihn ein Trauma, welches ich in der Kindheit erlebt hatte, sehr gut aufarbeiten und dadurch ein Stückchen mehr in meine Kraft und Macht kommen. Doch fühlte ich, es musste noch mehr da sein, was er mir zeigen wollte. Es gab Phasen, in denen ich krampfhaft versuchte herauszufinden, was er mir so eindringlich zeigen wollte. Es war mir aber nicht möglich. Die Zeit war einfach nicht reif. Ich war nicht reif. Ich konnte nicht sehen, nicht erkennen, um was es ging…

An dieser Stelle möchte ich nicht verheimlichen, dass sich Angst und Panik wie ein roter Faden durch mein Leben ziehen – oder darf ich sagen „gezogen haben"? Bereits als Kind wurde ich von qualvollen Angstzuständen gepeinigt, die sich im Erwachsenenalter steigerten bis hin zu extremen Panikattacken.

Weder die Angst noch die Panik hatte ich jemals mit meiner Krankheit in Beziehung gesetzt. Ich konnte keinen Zusammenhang erkennen. Erst durch das, was ich durch Latiro erleben durfte, wurde mir bewusst, dass genau diese Angst, diese Panik für das „Ur-Übel" in mir standen, welches, davon bin ich heute überzeugt, dafür verantwortlich war, dass ich eine Autoimmunerkrankung entwickelte. Dies sollte mir durch ein besonderes Ereignis mit Latiro bewusstwerden.

Bevor ich aber auf dieses Erlebnis eingehe, möchte ich Dich noch mit einer Erkenntnis bekanntmachen, die ich durch die Pferde gewinnen durfte:

Durch die intensive Auseinandersetzung mit den Pferden und den vielen Menschen, die ich in meinen Kursen begleiten darf, kann ich erspüren, dass jeder Mensch über eine – wie ich sie nenne – „Hintergrundmusik" verfügt.

Was ist damit gemeint? Es ist damit eine „Gefühlsausströmung" gemeint, der sich der Mensch in aller Regel nicht wirklich bewusst ist. Diese Gefühlsausströmung kann sehr subtil, kaum wahrnehmbar sein, aber auch sehr „laut". Ich nenne diese Ausströmung „Hintergrundmusik", denn ich kann sie mittlerweile sehr gut „hören". Das habe ich von den Pferden gelernt, denn sie „hören" die jeweilige Hintergrundmusik der Menschen nur zu deutlich und kommen allzu oft in Bedrängnis, wenn sich die Menschen dieser nicht bewusst sind und sie durch eine laute aufgesetzte „Musik" in Form von Verhaltensweisen übertünchen wollen. Dies verursacht starke Dissonanzen, die für das Pferd sehr unangenehm sein können, sodass es mit einem solchen Menschen nicht zusammen sein will, da er Stress für das Pferd bedeutet.

Die meisten Menschen kennen ihre eigene Hintergrundmusik nicht, sind sich dieser nicht bewusst und senden kontinuierlich Dissonanzen statt Harmonie aus.

Diese Unstimmigkeiten sind auch für all jene Lebenssituationen verantwortlich, in denen wir uns fragen. *Wieso passiert das gerade mir?* Wir haben in vielen Situationen keine Erklärung, warum etwas geschieht, so wie es geschieht. Wir selbst haben es in unser Leben durch die unbewusste Ausstrahlung unserer Hintergrundmusik gezogen. Diese Hintergrundmusik ist in jedem Menschen anders – es kann sich um eine traurige handeln, um eine verzweifelte, um eine angstvolle usw.

Es ist wichtig, dass wir uns unserer Hintergrundmusik bewusstwerden, damit wir nicht Situationen erschaffen und Dinge in unser Leben ziehen, die wir nicht wollen.

Heute weiß ich, dass ich genau durch meine Hintergrundmusik, die eine angstvolle und panikvolle war, die Situationen erschaffen habe, die Menschen und Dinge angezogen haben, die mir wiederum Sorgen und Ängste bescherten. Gleiches zieht Gleiches an. Was ich aussende, mit dem gehe ich in Resonanz, das ziehe ich an. Und das solange, bis ich mir bewusstwerde, was ich aussende.

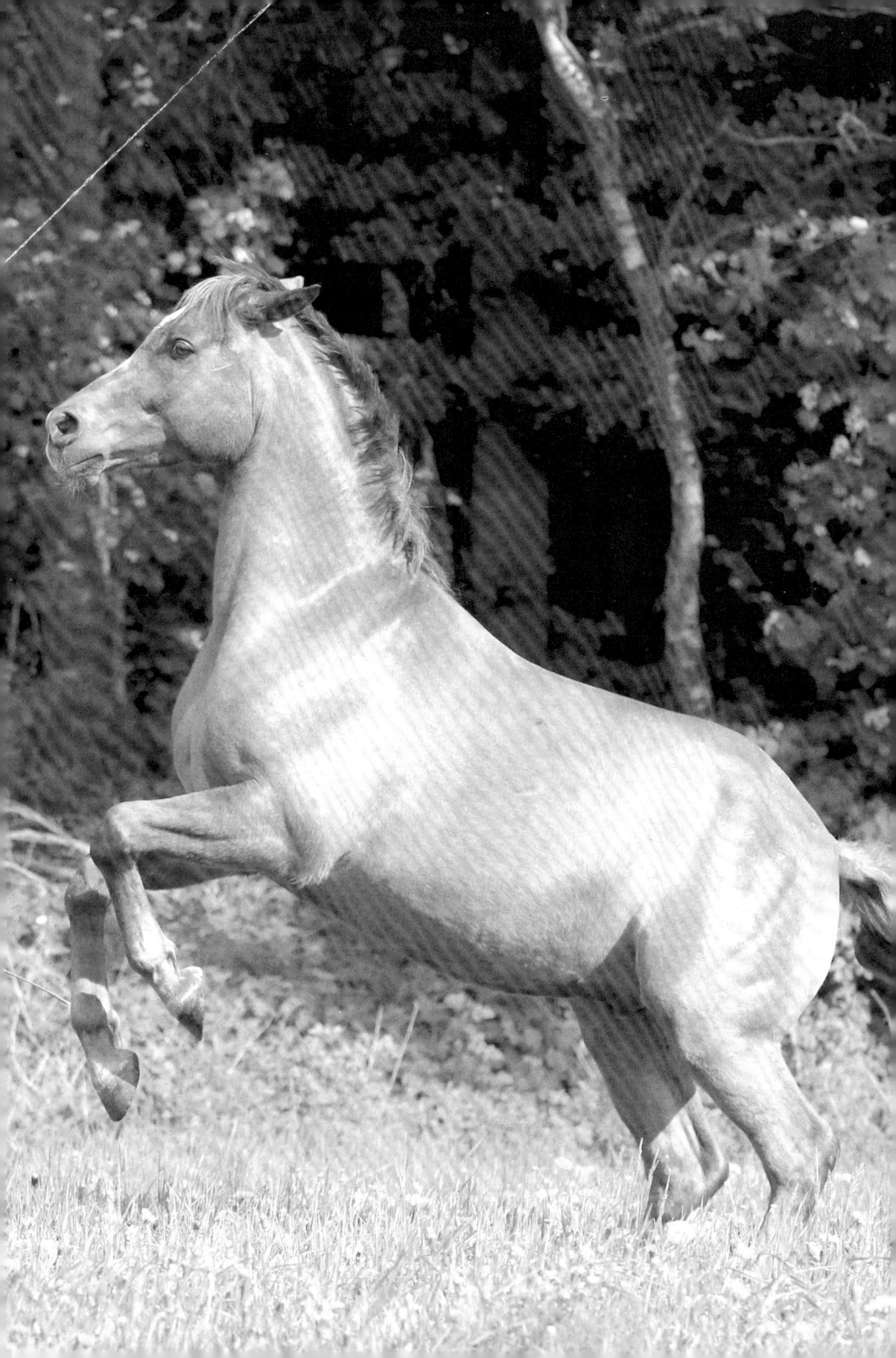

Hintergrundmusik

J eder Mensch besitzt eine Hintergrundmusik. *Was ist genau damit gemeint?* Durch die intensive Arbeit mit den Pferden habe ich im Verlauf der Jahre eine Sensibilität entwickelt, die alle Pferde als natürliche und wichtige Gabe besitzen. Es ist die Befähigung, das zu spüren, was auf energetischer Ebene in einem Menschen schwingt. Dieser Energie ist sich der Mensch jedoch in den allermeisten Fällen nicht bewusst. Es ist ein Teil seines Selbst geworden, dass er diese Energien nicht mehr wahrnimmt. Die Pferde dagegen nehmen diese Hintergrundenergie bzw. Hintergrundmusik sehr klar wahr und reagieren auf sie.

So auch bei meinem Pferd Latiro. Er „hörte" meine Hintergrundmusik, wodurch ich sie durch Bewusstwerdung auflösen konnte.

Vom ersten Moment an hatte ich bei Latiro das Gefühl, dass er mir etwas sehr Wichtiges bewusstmachen will; doch konnte mein Verstand das nicht begreifen. Daher musste sich der Bewusstwerdungsprozess über eine andere Schiene vollziehen.

Latiro leidet seit geraumer Zeit an einem Siebbeinhämatom, das nach langen Alternativtherapien nicht ausheilte, sodass ich mich für eine traditionelle endoskopische Therapie entschied. Diese wurde viermal hintereinander mit jeweils einem Monat Abstand durchgeführt. Als die letzte Behandlung anstand, war ich bereits nicht mehr von der Behandlungsmethodik überzeugt und wollte eigentlich den Termin absagen, was ich dann jedoch nicht tat.

In den Tagen vor der letzten Behandlung machte ich zweimal eine Beobachtung, die ich zunächst nicht mit mir und der bevorstehenden Behandlung in Beziehung brachte. Ich beobachtete zweimal hintereinander unseren Kater, wie dieser eine große Maus fing und sie im Todeskampf zappeln lies. Ich war bei dem Anblick des Schauspiels sehr berührt, da ich das Gefühl hatte, die Empfindung der Maus sehr gut nachempfinden zu können. Ich konnte mitfühlen, wie sich die Maus in den letzten Momenten vor dem Tod fühlen musste. Ich kannte das Gefühl. Ich hatte diese Szene tief in mir abgespeichert. Dessen war ich mir ganz sicher.

Als die Tierärztin kam, um Latiro endoskopisch zu behandeln, war dies für mich fast schon zu einer Routinebehandlung geworden. Latiro wurde von der Ärztin narkotisiert und musste nun nur ruhig stehen. Ich wusste, dass ich, sobald die Kanüle richtig platziert war, das Medikament einspritzen musste. Ich war bereit, doch das Mittel wollte sich nicht einspritzen lassen, so zog ich die Kanüle etwas zurück, bemerkte dabei jedoch nicht, dass ich noch drückte. Und so geschah es, dass mir die Flüssigkeit in beide Augen spritzte. Obwohl ich meine Augen sofort auswusch, brannten diese sehr und röteten sich. Die Ärztin war zwar davon überzeugt, dass wäre nicht weiter schlimm, aber ich solle doch sicherheitshalber in die Notaufnahme fahren.

Was an diesem Umstand für mich von Bedeutung war, waren vor allem meine aufkommenden Gefühlsaufwallungen. Ich erlebte die Situation in akuter Panik. Ich fühlte eine Furcht, wie ich sie einige Tage zuvor bei der Maus beobachtet und nachempfunden hatte.
Nun begann für mich eine spannende Überlegung:

Wenn die menschliche Seele den Evolutionsprozess über die drei Naturreiche (Mineral-, Pflanzen- und Tierreich) macht, dann können aus einem dieser Reiche „unerlöste" Dinge in der Seele liegen, die zu mehr oder weniger problematischen Situationen im Alltag führen können.

Dies war mein ureigener Gedankengang, den ich zu diesem Zeitpunkt für ziemlich gewagt hielt. Ich fühlte mich jedoch getrieben, dieser Idee auf den Grund zu gehen und machte Recherchen im Internet. Ich war überaus erstaunt, als ich auf einen indischen Arzt stieß, der genau diese Theorie vertritt und eine Behandlungsmethodik entwickelte. Der Arzt heißt Rajan Sankaran und beschreibt in dem Buch „Das andere Lied: Die Entdeckung des parallelen Ich" sehr genau meine Überlegungen. Er nennt das, was ich als „Hintergrundmusik" beschreibe, das „andere Lied".

Das Erstaunliche an meiner Entdeckung ist, dass ich, nachdem mir diese Zusammenhänge in der beschriebenen Weise bewusstwurden, einen enormen Entwicklungsschritt in mir und vor allem eine deutliche Verbesserung meiner körperlichen Verfassung nachvollziehen konnte.

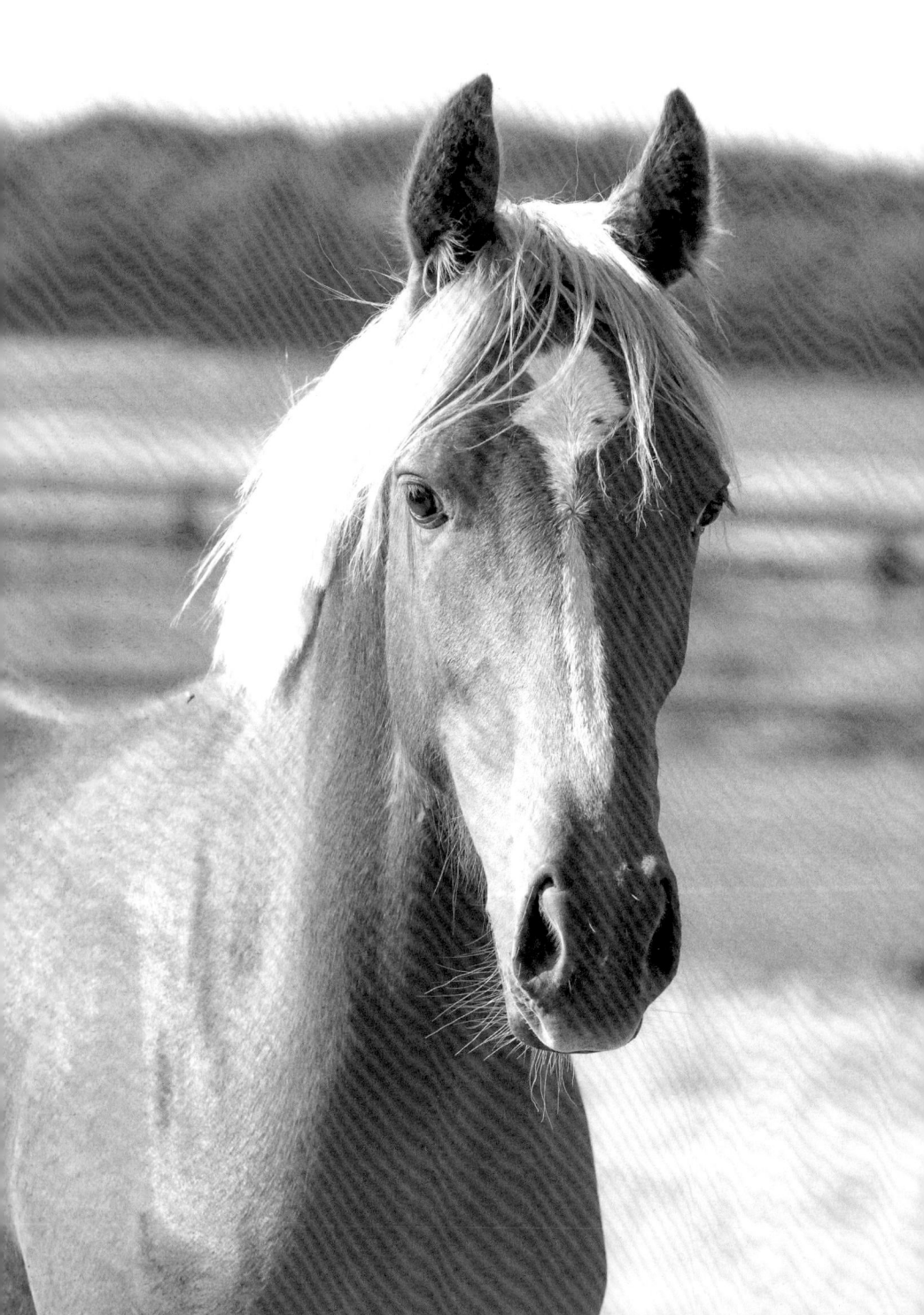

Zuhören

Im vergangenen Sommer war eine junge Frau in meinem Seminar *„Die heilenden Kräfte der Pferde"*. Als Pferdeosteopathin besitzt sie selbst auch Pferde. Sie hat nach dem Seminar all meine Pferde behandelt. Während der Behandlungen offenbarte sie mir, dass sie selbst gar keine richtige Lust mehr habe, ihre Pferde zu reiten, da sie in ihrem Patientenkreis zu viel Pferdeleid mitansehen müsse. Die Pferde, so vertraute sie mir an, leiden alle unter pferdeungerechtem Reiten. All ihre Pferdepatienten haben die Probleme, die ihre Reiter und Reiterinnen haben. Das heißt, die körperlichen Probleme der Reiter/innen übertragen sich auf das Pferd. Würde man diese Pferde nicht reiten, dann wären diese auch gesund.

Im ersten Moment wollte ich ihr gut zureden und sie überzeugen, dass ihre Sichtweise doch etwas zu übertrieben sei. Heute muss ich ihr recht geben. Pferde werden von den meisten Reitern kaputtgeritten, totgeritten. Im Turnierwesen ist dies in vielen Fällen ganz offensichtlich. Hierzu braucht es kein geschultes Auge, um zu erkennen, dass diese Pferde oftmals über ihre körperlichen Grenzen geritten werden. Durchhängende Rücken, heraustretende Wirbelsäulen, blutige Mundwinkel, eingefallene Schulterpartien, da der zu enge Sattel die Muskelpartien dort hat schrumpfen lassen, Gallen an den Sehnen usw. legen offen, was viele bewusstere Reiter heute wissen:

Pferde sind nicht erschaffen, um geritten zu werden.

Hier kann der kritische Leser jedoch dagegenhalten: Das Pferd wurde immer schon geritten! Das ist richtig! Der Mensch hat sich das Pferd Untertan gemacht und das Pferd war über viele Jahrhunderte dem Menschen ein getreuer Begleiter, wodurch es viele Evolutionsschritte der Menschheit ermöglicht bzw. erleichtert hat. *Ist dies jedoch ein Grund, das Pferd heute, wo es nicht mehr als Transportmittel dienen muss, weiterhin auszubeuten? Nur damit wir unseren Spaß haben?* Ich will mich hier nicht gegen das Reiten aussprechen. Dies muss jeder für sich selbst entscheiden. Ich will auch nicht verurteilen, ich will nur mit Dir, liebe/r Leser/in, hinschauen, damit jeder für sich zu einer bewussten Entscheidung finden kann.

Wenn wir reiten, sollten da nicht an erster Stelle die Freude, die Freiheit und die Leichtigkeit stehen?

Daher lade ich Dich ein, Dein Pferd zu fragen, was es von Deinen Absichten hält; denn, wenn Du in Deinem Pferd einen Freund haben willst, ist es dann nicht legitim, Deinen Freund in Deine Absichten einzuweihen und ihn zu fragen, wie er dazu steht?

Um die Meinung Deines Pferdes zu erfragen, musst Du nicht gleich zu einem Tierkommunikator gehen. Du selbst kannst Dein Pferd fragen und wirst eine eindeutige Antwort bekommen. *Wie?*

Ein Beispiel dazu: Du stellst Dein Pferd vor eine Aufstiegshilfe, ohne es jedoch festzuhalten. Während Du auf der Höhe der Sattellage auf der Aufstiegshilfe stehst, willst Du, dass Dein Pferd ruhig stehenbleibt, um Dich abzuholen. Es sollte regungslos so lange stehenbleiben, bis Du in aller Ruhe aufgestiegen bist, und auch noch so lange stehenbleiben, bis Du die Einladung gibst zum Losgehen. Bleibt Dein Pferd stehen und wartet all diese Schritte ab, dann bedeutet dies, dass es mit Deiner Absicht, es zu reiten einverstanden ist.

Im umgekehrten Fall weißt Du, dass Dein Pferd Deine Art, es zu reiten nicht bejaht. Es akzeptiert Deine Absicht nicht aus seiner freien Entscheidung heraus. Vielleicht, weil es heute körperlich nicht so fit ist oder der Sattel zwickt? Vielleicht aus einem anderen Grund, den wir herausfinden müssen, damit unser Pferd am Reiten ebenfalls Freude hat.

Läuft Dein Pferd wiehernd während des Aufsteigens unter Dir weg und Du steigst trotzdem auf, dann übergehst Du ganz und gar seine Meinung. Geschieht dies häufig, wird sich Dein Pferd immer mehr in sich zurückziehen, denn es findet kein Gehör bei Dir, der Du doch der beste Freund Deines Pferdes sein willst. Eure Beziehung wird getrübt, denn dem Pferd wird klar, dass nur Deine Absichten Gültigkeit haben und es selbst darf nur ausführender Teil der Beziehung sein.

Wollen wir eine innige Beziehung zu unserem Pferd, dann sollten wir ihm die Möglichkeit geben, seine Meinung zu äußern.

Dies wiederum ist dem Pferd nur möglich, wenn es ein gewisses Maß an Freiheit in unserer Beziehung genießt. Andernfalls wird unser Partner zu einem „Sklaven" dekretiert. Ein „Untertan" kann auch keine Meinung äußern, er muss funktionieren.

Ich selbst reite sehr gerne, doch bin ich auch bereit, zu verzichten, wenn mein Pferd mir mitteilt: heute nicht! Wie soll sich denn ein Pferd äußern, wenn es z. B. körperliche Beschwerden hat oder sonstige Unpässlichkeiten? Es kann sich nicht verbal mitteilen; anders als andere Tiere hat es auch keine Laute, die es ihm ermöglichen, Schmerzen auszudrücken.

Wie gelingt es dem Pferd, uns mitzuteilen, heute stimmt etwas nicht mit mir? Es ist ihm nur durch Entzug oder Rebellion möglich, sich zu schützen. Wie stumpf und wie schwer von Begriff wir oft sind, machen uns die Pferde bewusst, die sich aufbäumen und im Extremfall als gefährlich eingestuft werden. Sie werden nicht verstanden und müssen zu extremeren Handlungen greifen, um sich Gehör zu verschaffen.

Oft passiert es auch, dass zwischen einer falschen Behandlung dem Pferd gegenüber und dessen auffälligem Verhalten kein erkennbarer Zusammenhang herrscht.

Wir können den Zusammenhang in vielen Fällen nicht mehr herstellen, da Pferde über eine unvorstellbare Geduld und Hingabe verfügen, die es uns dann unmöglich machen, die Ursachen zu erkennen.

Beginnen wir doch, unseren Pferden zuzuhören, damit diese nicht zu extremen Handlungen gezwungen werden. Hören wir unseren Pferden zu, dann können wir mit Freude beobachten, wie diese sich immer mehr auf uns einlassen. Sie können Vertrauen in uns schöpfen, denn wir verstehen sie und bemühen uns, sie zu sehen.

Reiten wird auf dieser Basis des Vertrauens ein Tanz zweier innig verbundener Seelen und ob dann hohe Lektionen geritten werden können oder nicht, das wird zur Nebensache.

3. Teil

Schamanismus

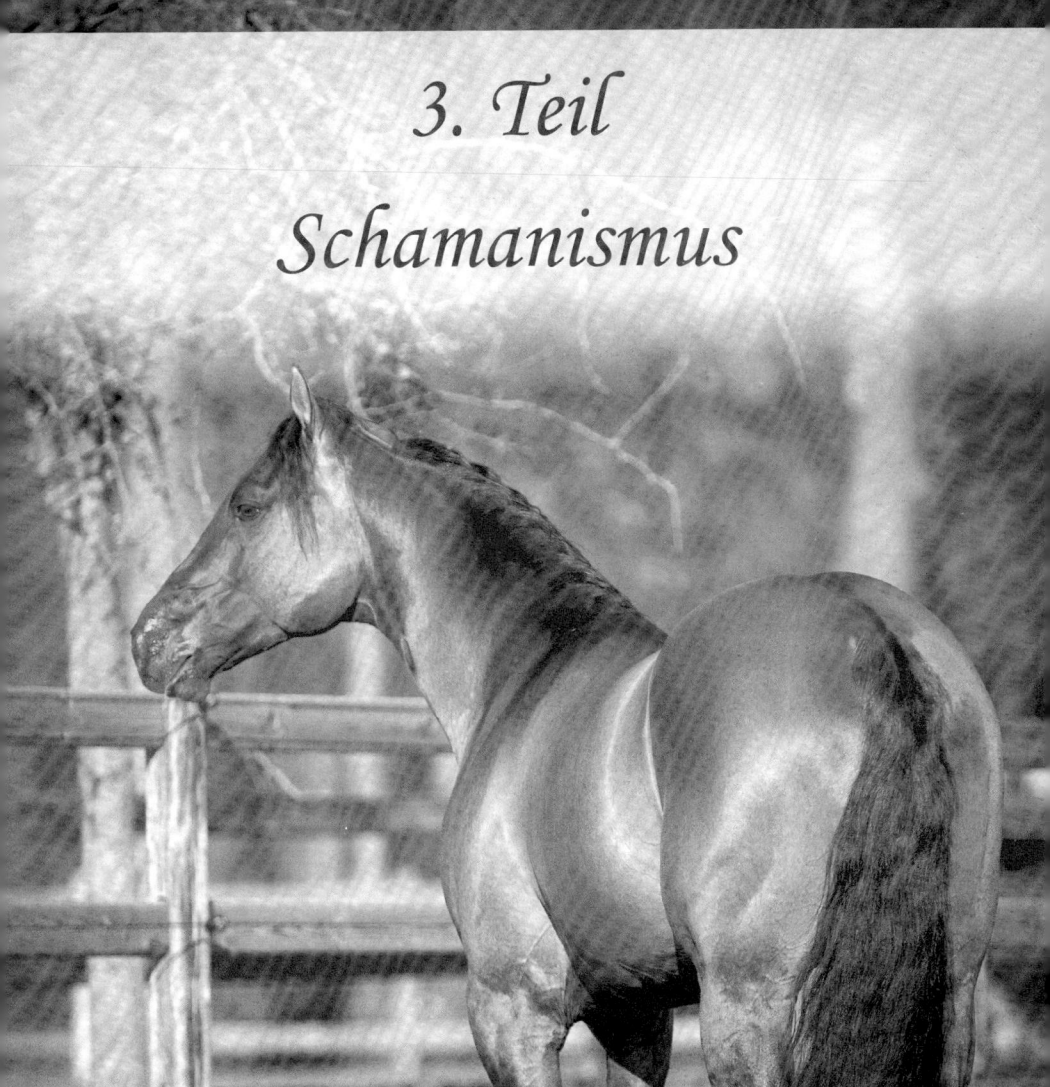

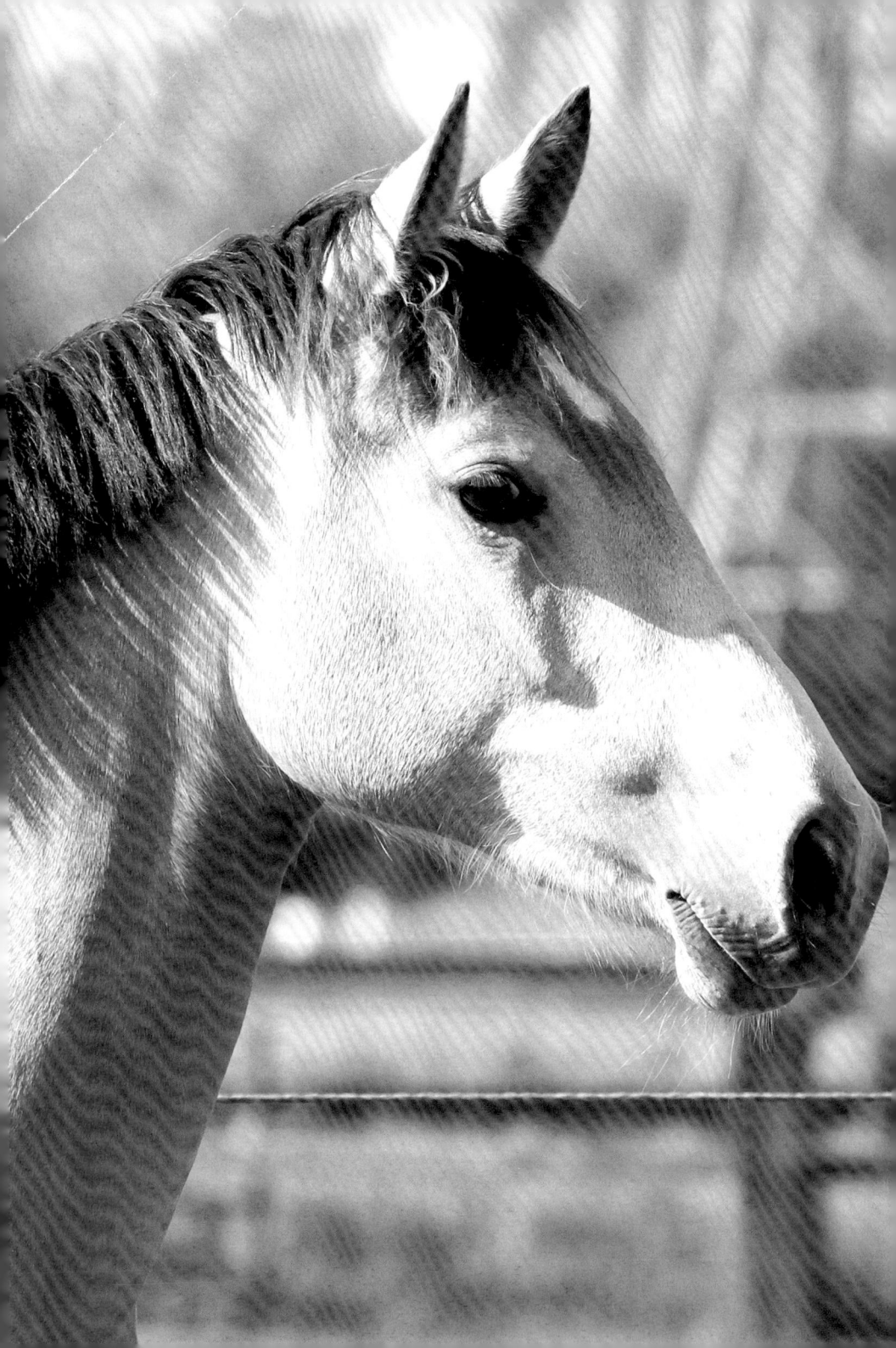

Krafttier Pferd

D as Pferd stellt Dir viele Fragen. Wir wollen sie uns ansehen und nutzen, um auf unserer Reise zu uns selbst keine zu großen Umwege zu machen. Das Pferd fragt Dich nicht nur, wer Du bist, sondern es fragt Dich auch:

❖ *Akzeptierst Du Dich so, wie Du im Moment bist?*

❖ *Kannst Du mich so akzeptieren, wie ich im Moment bin?*

❖ *Hast Du Geduld mit Dir und den anderen?*

❖ *Bist Du ernsthaft in Deinem Denken, Fühlen und Handeln?*

Bevor wir weiter in die Materie gehen, ist es zunächst wichtig Folgendes zu erkennen: Nur, wenn wir diese Fragen seriös beantworten können, kommen wir in uns zu einer „inneren Ordnung", die uns ermöglicht, unsere ureigene Wahrheit der Welt zu kommunizieren, um ein kraftvolles Leben im Einklang mit den höchsten Qualitäten leben zu können.

Diese höchsten Qualitäten sind: die Liebe und die Weisheit.

Diese zwei Qualitäten übersetzen wir im Umgang mit den Pferden als *Sanftmut* und *Klarheit*, denn nur, wenn wir aus der Sanftmut und der Klarheit heraus mit dem Pferd kommunizieren, wird es uns folgen wollen und sich wirklich auf Seelenebene auf uns einlassen.

Kehren wir zu den ersten beiden Fragen zurück: *Kannst Du Dich so akzeptieren, wie Du im Moment bist? Kannst Du mich so akzeptieren, wie ich im Moment bin?* Warum ist das für das Pferd so wichtig? Die Beantwortung ist ganz einfach.

Ich möchte das an einem Beispiel veranschaulichen: Nehmen wir an, Du hast einen Haflinger, der sehr intelligent und motiviert ist, und nur darauf wartet, etwas mit Dir unternehmen zu können. Du hast eine ganz bestimmte vorgefertigte Vorstellung von dem, was Du mit Deinem Pferd machen willst. Dein Ziel ist es, an internationalen Springturnieren auf höchster Ebene teilzunehmen. Dein Haflinger ist zwar sehr motiviert, wird jedoch nie Deine Vorstellungen erfüllen können. Und dies nicht aufgrund seiner Sturheit, sondern ganz einfach, weil er weder physisch noch psychisch Deinen Absichten entsprechen kann. Dieses Beispiel ist zwar überzogen und jeder wird sagen, dass das doch sonnenklar ist. In diesem Beispiel sicherlich – und doch verhalten wir uns in der einen oder anderen Situation ganz ähnlich. Wir haben Vorstellungen bzw. Bilder in unseren Köpfen, und zwar von unseren Pferden und auch von uns, die nur allzu oft nichts mit der Realität zu tun haben. Verfolgen wir nun diese Vorstellungen, ohne uns klarzumachen, wie die Realität sich tatsächlich zeigt, dann ist Frustration eine natürliche Konsequenz dieses Verhaltens.

Akzeptieren heißt nicht, alles als gegeben anzunehmen und sich dann damit lebenslang zufriedenzugeben.

Im Gegenteil: Erst, wenn ich in die Energie der Akzeptanz gehe, schaffe ich die Voraussetzung für wirkliche, tiefgreifende und positive Veränderungen, die vielleicht nicht meinen vorgefertigten Zielrichtungen entsprechen, doch vielmehr der Wirklichkeit und dessen, was für mich und meine Umwelt segensvoll ist.

Gehen wir einen Moment zurück zu unserem Beispiel des Haflingers: Das Pferd wird sicherlich kein international erfolgreiches Springpferd auf höchster Ebene werden. Es hat jedoch sehr viele andere Ressourcen, die erst dann ans Tageslicht kommen können, wenn ich dem Pferd ohne vorgefertigte Absicht entgegentrete und mir zeigen lasse, auf welchem Gebiet es sich mir offenbaren will.

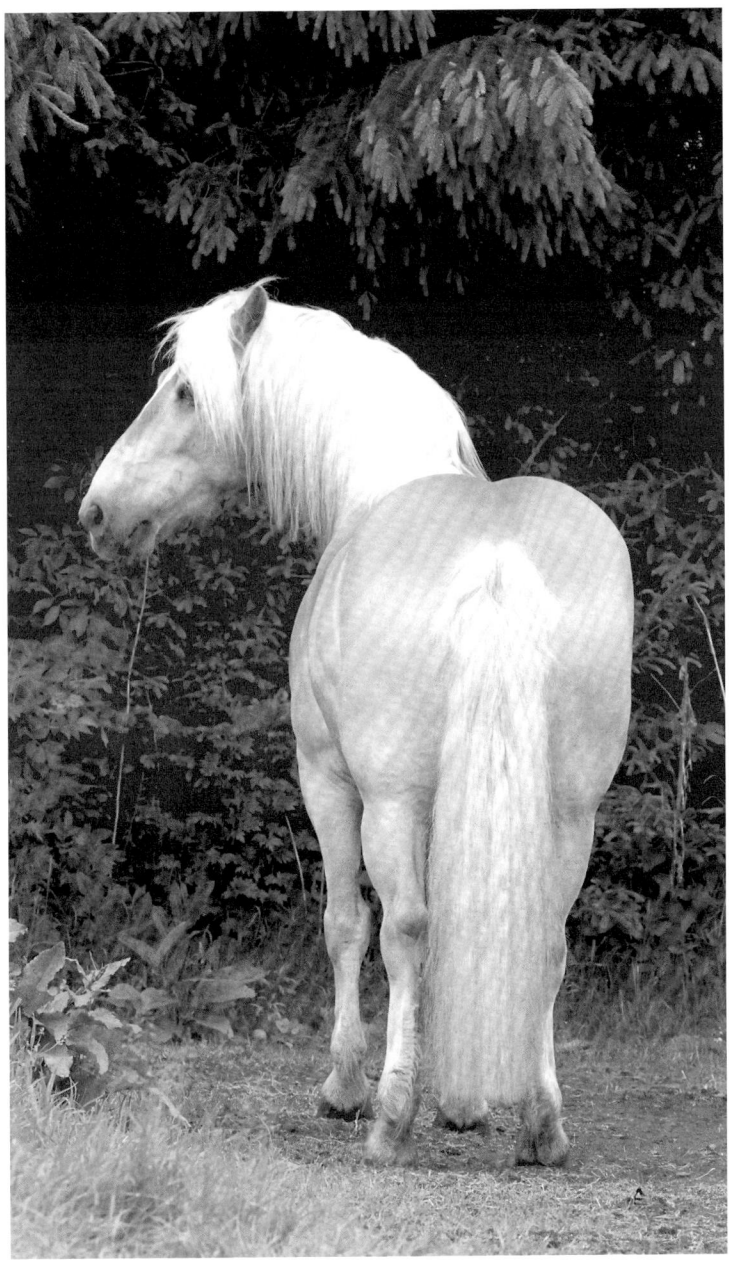

*Lass Dich von Deinem Pferd in die Gegenwart führen und
Dir zeigen, was es für Dich bereithält.*

Wie? Geh einfach ohne Erwartung, ohne Zeitdruck und verbringe einige Stunden mit Deinem Pferd. Betrachte es so, als würdest Du es das erste Mal sehen, schalte Deinen Kopf aus, lass alle Gedanken los und versuche einfach, den Moment zu genießen sowie mit allen Sinnen wahrzunehmen.

Das Pferd fragt Dich auch: *Hast Du Geduld, um meine Sprache zu lernen und um einen wirklichen Zugang zu meiner Welt zu finden?* Da sich das Pferd nur einige Begriffe merken und unsere intellektuell gesteuerte Kommunikation nicht verstehen kann, sind wir aufgefordert, uns seiner lautlosen Sprache zu widmen. Dies hat sehr große Vorteile für uns. Nicht nur in der Pferd-Mensch-Beziehung, sondern vor allem hilft uns das Erlernen der lautlosen Verständigung, unser Bewusstsein zu erweitern.

*Da das Pferd ein Synonym für das Leben selbst ist,
ist alles, was wir durch und mit dem Pferd lernen,
von unschätzbarem Wert für unser tägliches Leben.*

Was sind nun die Merkmale dieser lautlosen Sprache? Sie ist getragen von den inneren Energien des Kommunizierenden. Sind diese in der Ordnung und kongruent, dann kann uns unser Gegenüber verstehen. Im umgekehrten Fall bleibt unsere Kommunikation unklar und unverständlich. Nicht nur das Pferd wird uns nicht verstehen, sondern auch nicht folgen können. Wir müssen in uns durch Geduld klarwerden. Diese Klarheit entsteht, wenn unser Denken getragen ist durch unseren Willen und dieser angereicht ist durch unser Fühlen.

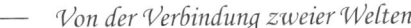

Sind diese drei Komponenten aufeinander abgestimmt, dann ist unser Handeln verständlich und damit kraftvoll.

Genau das will uns das Pferd lehren:
zu einem klaren und kraftvollen Menschen zu werden.

Das Pferd fragt Dich auch ständig: *Willst Du das, was Du von mir forderst, wirklich ernsthaft? Nimmst Du Dich und Deine Forderungen an mich auch wirklich ernst oder lässt Du Dich nur zu schnell von mir und anderen einschüchtern?* Das Pferd deckt die oft uns unbewussten Lücken in unserer Ernsthaftigkeit auf und zeigt uns diese mit der für uns unerwünschten Reaktion. Denn es reagiert nicht auf das, was wir abstrakt nur denken, sondern immer punktgenau auf das, was es energetisch wahrnimmt.

Haben wir in uns diese drei Qualitäten der Akzeptanz, Geduld
und Ernsthaftigkeit errungen, dann kann die Reise beginnen.

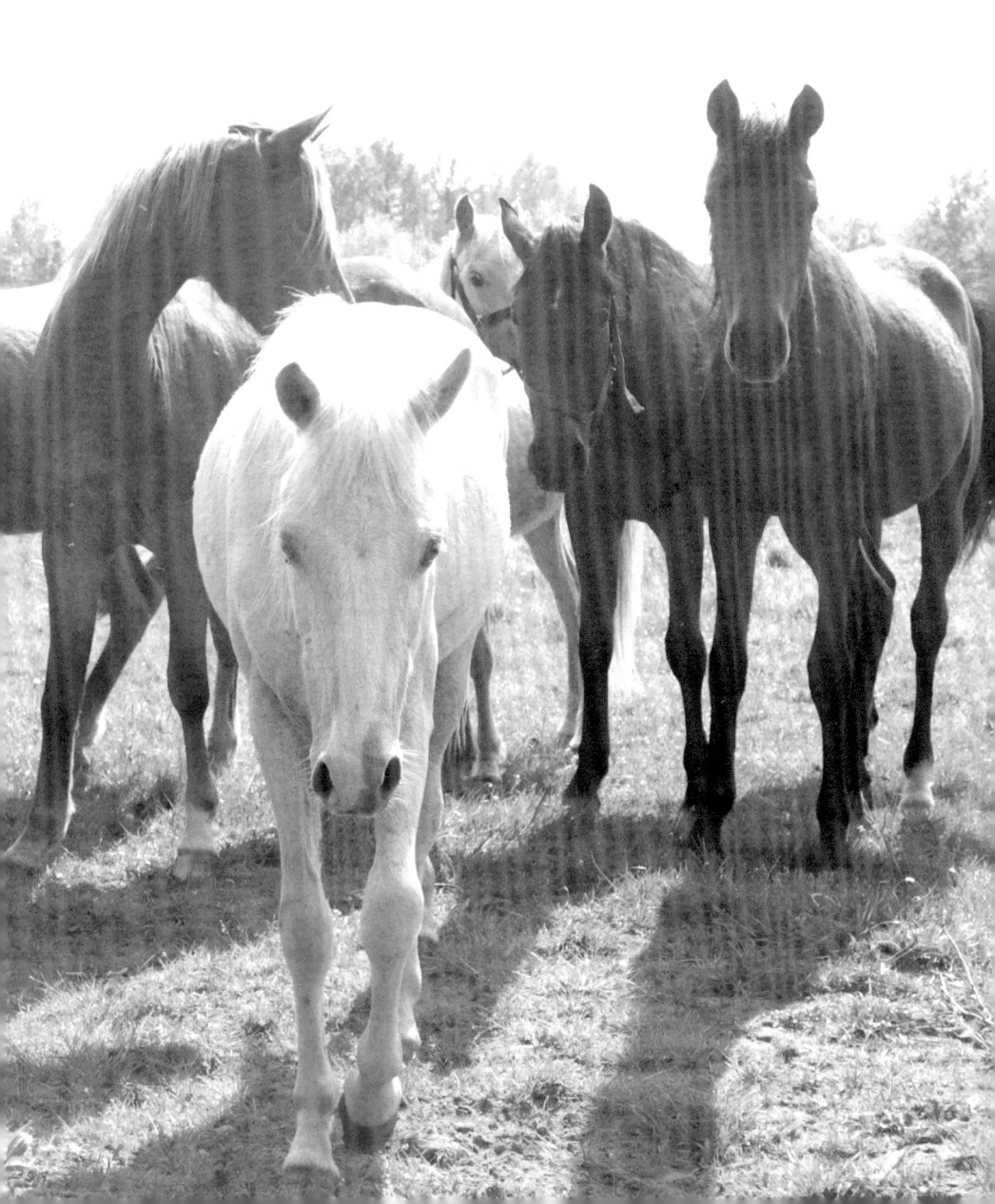

Drei Welten

Aus schamanischer Sicht befinden wir uns inmitten dreier Welten: *die untere, die obere und die mittlere Welt.* Zunächst möchte ich Dir meine persönliche Meinung und Erfahrungen zum Schamnanismus aufzeigen. Du nimmst Dir am besten nur das heraus, was für Dich akzeptabel ist.

Wie in allen Bereichen so gibt es auch im Schamnanismus positive und auch negative Strömungen. Ich möchte mich in meinen Beiträgen auf die positiven Aspekte beziehen und werde im Zuge meiner Erläuterungen auf die, nach meiner Meinung, negativen Strömungen hinweisen.

> *Der Schamanismus ist keine Religion und sollte auch kein*
> *Dogma darstellen. Er ist vielmehr ein auf*
> *Erfahrung basierendes Wissen.*

In der Vergangenheit waren es immer nur Einzelne aus einem Stamm bzw. einer Lebensgemeinschaft, die sich durch besondere Fähigkeiten als Schamanen auszeichneten. Sie waren Heiler und spirituelle Leitfiguren. Ich bin der Meinung, dass wir heute genug Bewusstsein und Wissen errungen haben, um die „Werkzeuge" des Schamanismus im individuellen Gebrauch nutzen zu dürfen und auch sollten, um jenen Bereich in uns zu erforschen, der in der Psychologie „Unterbewusstsein" genannt wird.

Ein Schamane zu sein, bedeutet vor allem mit der Natur in Verbindung zu stehen und deren Botschaften zu dechiffrieren. So waren und sind Schamanen in der Lage, sich mit dem Mineral-, Pflanzen- und Tierreich zu verbinden, um aus diesen Reichen direkte Informationen zu erhalten.

Die Naturreiche offenbaren dem erweiterten Bewusstsein
des schamanisch geschulten Menschen ihre
ganz speziellen heilenden Qualitäten.

Ein moderner Schamane war zum Beispiel Dr. Edward Bach, der die Bachblütentherapie entwickeln konnte, da er in sich die Fähigkeiten des „Hinhörens" und „Verstehens" der Natur erweckte. Er hatte ein erweitertes Bewusstsein, das potentiell alle Menschen besitzen. Es braucht nur den Willen und die Disziplin, es zu entwickeln und zu kultivieren. Um die in uns liegenden latenten Fähigkeiten zu fördern, helfen uns die schamanische Sichtweise und deren „Werkzeuge".

Der Schamane unterteil die Welt in drei Ebenen. Wir wollen uns an dieser Stelle zunächst der sog. „unteren Welt" zuwenden:

Es ist jene Welt, die den Naturreichen entspricht.

Auf der Ebene der unteren Welt begegnen wir all jenem, dem wir auch in der äußeren Natur begegnen; nur mit dem Unterschied, dass das, was wir auf dieser Ebene wahrnehmen, einen direkten Bezug zu uns hat, eine Botschaft für uns bereithält.

Die Verbindung und Auseinandersetzung dieser Ebenen versetzt uns in die Lage, uns besser zu verstehen und somit können wir jenen Bereich in uns erschließen, den wir „Unterbewusstsein" nennen. Den Bereich des Unterbewusstseins können wir auch als „unsere spirituelle Dimension" beschreiben.

Es ist jener Bereich, der nicht materiell,
sondern feinstofflich ist.

Es ist jene Dimension, die den größten Anteil unseres Seins ausmacht – laut wissenschaftlicher Aussagen umfasst unser Unterbewusstsein 93 % unseres Gesamtseins. Es macht also durchaus Sinn, sich diesem Bereich zu widmen und ihn zu erkunden.

Der menschliche Körper und die Seele machen einen Evolutionsprozess durch (ausgehend vom Mineral-, über das Pflanzen- bis hin zum Tierreich). Auf der Evolutionsebene des Tierreiches wird aus reifen Tierseelen durch Geistkräfte eine Menschenseele geformt, die nun fähig ist, einen Geistfunken aufzunehmen. Somit liegen in der menschlichen Seele alle drei Naturreiche. Der Mensch ist tatsächlich die „Krönung der natürlichen Ebene" und steht auf der untersten Ebene der geistigen Entwicklungsleiter.

Zurück zur „unteren Welt": Dort hat alles, was uns begegnet, eine Aussagekraft für uns, denn wir sind das, was wir auf dieser Ebene wahrnehmen. Was uns diese Ebene offenbart und mitteilt, kann nur der Einzelne selbst erkunden und erfassen. Hier empfehle ich die Erlebnisse, die Du während der Reisen machst, sofort nach der Rückkehr aufzuschreiben, damit möglichst wenig verloren geht. Unser Gehirn ist in aller Regel nicht in der Lage, die Erlebnisse aus diesen Dimensionen lange zu bewahren und so verwischt sich das Erlebte oft sehr schnell. Sehr hilfreich ist es, sich mit Ernsthaftigkeit dem Erlebten und den erhaltenen Botschaften zu widmen.

Die Botschaften sind nicht immer auf Verstandesebene zu entschlüsseln und zu verstehen. Daher nimm Dir die Zeit und die Muße, die Botschaften aufzuschreiben, Untersuchungen und Recherchen zu machen.

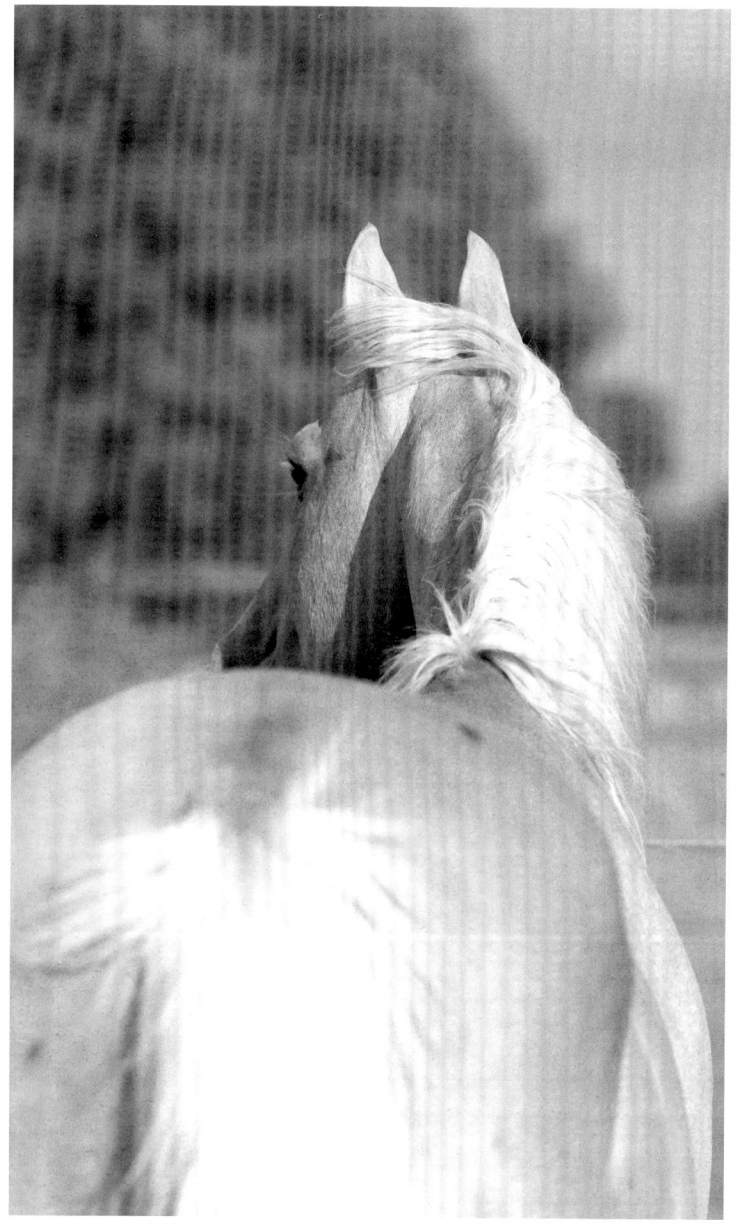

So kann die Begegnung mit einem Deiner Krafttiere sehr unspektakulär verlaufen. Doch die Tatsache, Deinem Krafttier begegnet zu sein, birgt sehr viele Informationen.

Als ich einem meiner Krafttiere begegnete, wusste ich im ersten Moment nichts damit anzufangen. Erst als ich mich mit den Eigenschaften dieses Tieres vertraut machte und mich in das Tier einlebte, begriff ich die enorm wichtigen Botschaften für mich. Es waren die Eigenschaften der Ruhe, der Besonnenheit und der Langsamkeit, die für mich entscheidend waren und sind. Ich sollte sie in meinen Alltag integrieren. Immer wieder erinnere ich mich an diese Qualitäten und bin bemüht, diese zu leben. Es waren noch viele weitere Botschaften und Informationen, die ich durch die Tatsache, meinem Krafttier begegnet zu sein erhielt und weiterhin erhalte. Das Reisen in die „nichtalltägliche Dimension" bzw. in die Welten der drei Reiche ist immer ein sehr dynamischer Prozess, der nicht im Akt des Reisens selbst seine Funktion erfüllt, sondern wir eröffnen uns neue Wege, neue Kanäle, die es uns ermöglichen, immer mehr wahrnehmen zu können. Es sind bewusstseinserweiternde Aktivitäten.

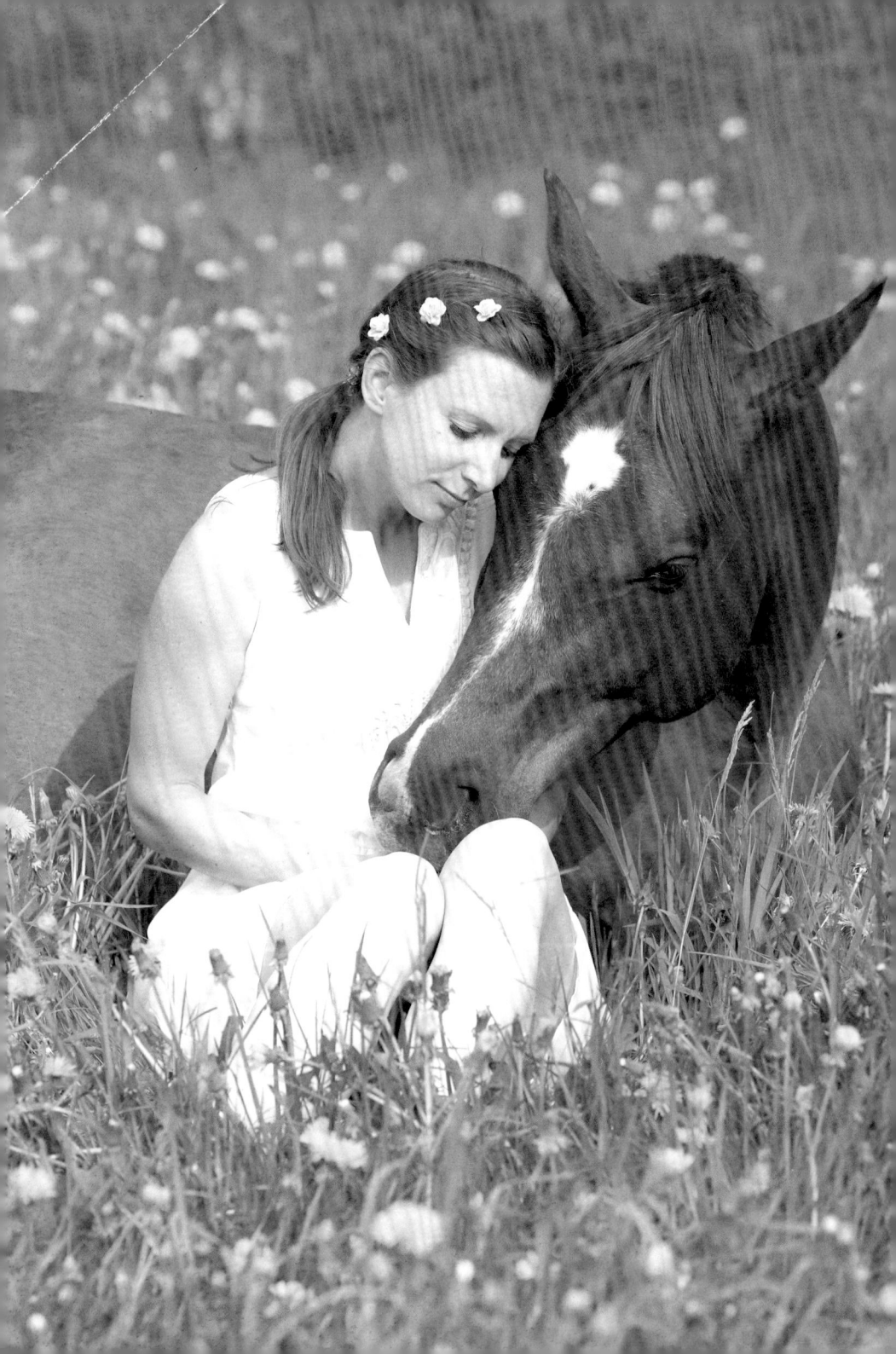

Die Reise in die untere Welt

U m in die nichtalltägliche Realität zu reisen, ist es ratsam, sich zurückzuziehen, das Telefon und andere eventuelle Störquellen auszuschalten sowie eine ruhige und entspannte Atmosphäre zu schaffen. Du kannst im Sitzen oder Liegen reisen. Im Sitzen ist die Gefahr geringer, einzuschlafen und jenen zu raten, die nicht sehr erfahren sind im Reisen. Ich empfehle Dir, eine schamanische Musik bzw. Trommelklänge zu wählen. Es ist wissenschaftlich nachgewiesen, dass durch die rhythmischen Trommelklänge der sog. „Alpha- bzw. Tetazustand" erreicht wird.

Wenn wir im Alltagsbewusstsein sind, dann befinden wir uns im „Betazustand". Diese Zustände stehen für eine ganz gewisse Gehirnfrequenz. In einem entspannenden Zustand produziert das Gehirn langsamere Gehirnfrequenzen, was wiederum ein Hinweis ist, dass wir einen erhöhten Zugang zu unseren unbewussten Bereichen haben.

❖ Sobald Du eine entspannte Haltung eingenommen hast, schließt Du die Augen und fühlst bewusst in Deinen Körper hinein.

❖ Du wiederholst für Dich dreimal hintereinander die Absicht der Reise, die darin besteht, in die untere Welt zu reisen, um einen Kontakt zum Mineral-, Pflanzen- und Tierreich herzustellen. Die Absicht ist wie ein Kompass in der geistigen Welt, sie hilft uns, dass wir uns nicht verlieren.

❖ Danach nimmst Du Deinen Körper in allen seinen Teilen wahr und atmest tief ein und aus. Du spürst, wie Dein Atem Deinen Körper durchflutet.

❖ Nun beginnst Du von 10 bis 1 zu zählen. Bei der Zahl 1 angelangt, nimmst Du eine Wiese war. Dein Krafttier Pferd erwartet Dich bereits.

❖ Bitte stelle Dir Dein Krafttier nicht auf der Ebene des Alltagsbewusstseins vor, sondern erst auf der Ebene der nichtalltäglichen Realität.

❖ Du näherst Dich Deinem Krafttier und schwingst Dich auf seinen Rücken. Das Pferd ist ohne Sattel und Zügel. Du übergibst Dich ganz und gar Deinem Krafttier Pferd und lässt Dich von ihm in die untere Welt tragen. Dein Pferd kennt den Weg. Du kannst Dich ganz übergeben und Dich auf Dein Pferd verlassen.

❖ Dein Krafttier Pferd bringt Dich zunächst in Kontakt mit dem Mineralreich, dann mit dem Pflanzenreich und schließlich mit dem Tierreich. Aus jedem dieser Reiche wirst Du mindestens eine Gattung näher kennenlernen und Du bekommst die Möglichkeit, Informationen zu erfragen, die in Deiner jetzigen Lebenssituation eine Bedeutung haben.

❖ Vielleicht willst Du auch für jedes Reich eine separate Reise unternehmen?

❖ Nachdem Du mit dem jeweiligen Reich in Kontakt getreten bist und eine Botschaft bzw. Information erhalten hast, bedankst Du Dich bei dem jeweiligen Reich und gehst weiter oder kehrst zurück auf die Ebene der alltäglichen Realität. Du vertraust Dich stets Deinem Krafttier Pferd an und lässt Dich auf dem gleichen Weg an den Ausgangspunkt zurückbringen.

Zwei Dinge sind wichtig zu beachten:
die klare Absicht und der Dank.

Die Absicht ist der Kompass in der geistigen Welt und der Dank der Schlüssel, um Eingang in die geistigen Reiche zu erringen.

❖ Sobald Du die Augen geöffnet hast, schreibst Du das Erlebte so genau es nur geht auf. Gibt es Eindrücke, Erlebtes, das Du Dir noch nicht erklären kannst, das keinen Sinn ergibt, dann kannst Du Deinen Geistführer um Rat und Erklärungen fragen, den Du durch eine weitere Reise in die obere Welt kennenlernen wirst.

Durch das Erschließen der unbewussten Bereiche, entstehen immer mehr Fragen in uns, die aus uns selbst heraus beantwortet werden können.

Wir wollen weg von äußeren Autoritäten und dazu gelangen,
in uns selbst diese Autorität zu finden. Es ist jene Ebene,
die auch als „authentische Seins-Ebene" benannt wird,
unsere „spirituelle Seins-Ebene".

An dieser Stelle ist es gut, wenn wir uns noch einmal vor Augen halten, dass wir einen Köper besitzen – er gehört der „natürlichen Ebene" an. In diesem Körper lebt die Seele, die wir mit dem Tierreich gemein haben, und ist die Seele in der göttlichen Ordnung, kann sich der Geist, der zunächst nur als Samen in der Seele liegt, entfalten.

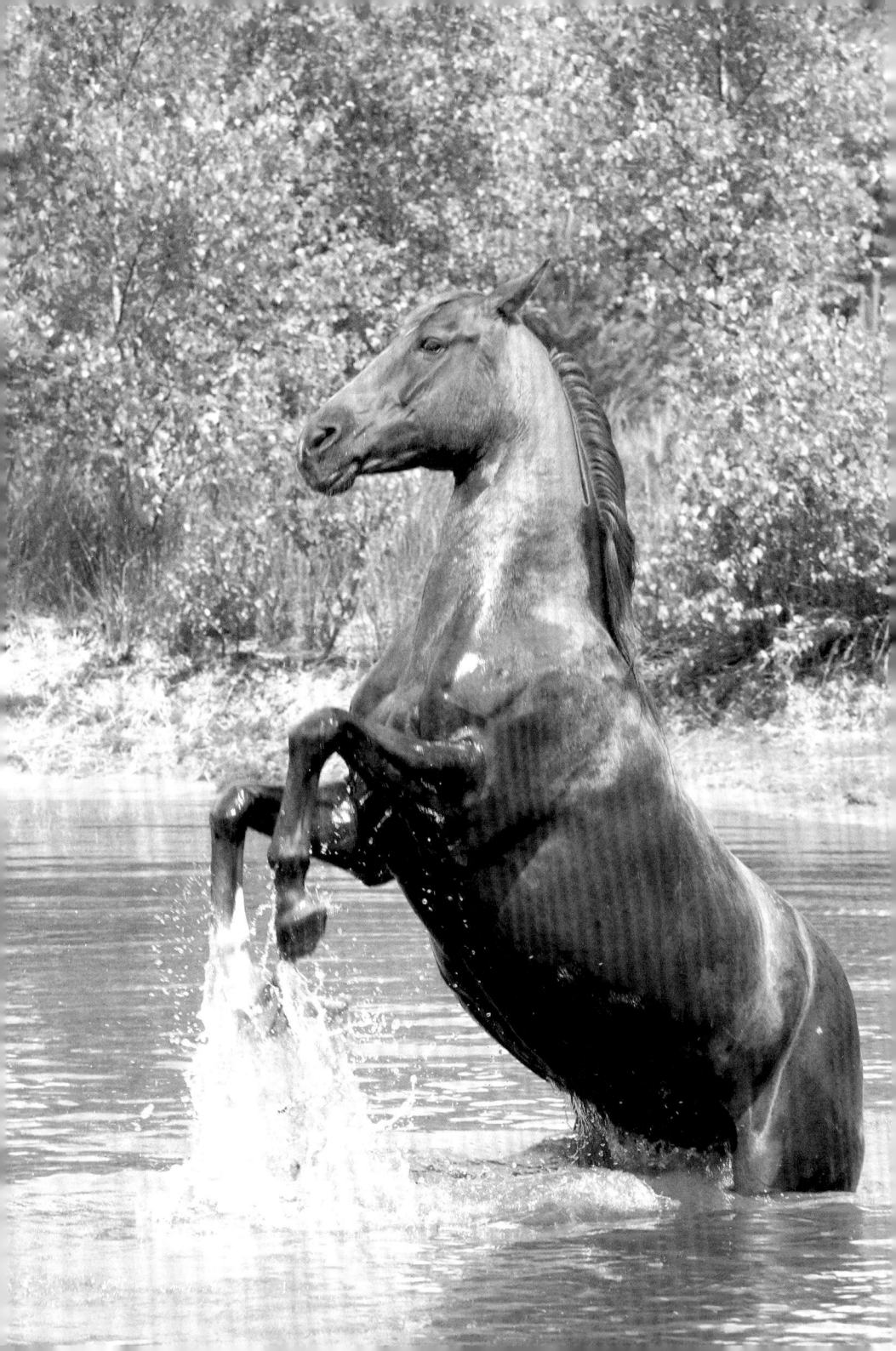

Die Reise in die obere Welt

Für die Reise in die obere Welt gilt das Gleiche wie für die Reise in die untere Welt. Es handelt sich jeweils um Reisen in die nichtalltägliche Realität und daher ist es auch hier ratsam, sich wieder zurückzuziehen (*siehe dazu ausführlicher die Beschreibung im vorangegangenen Kapitel*).

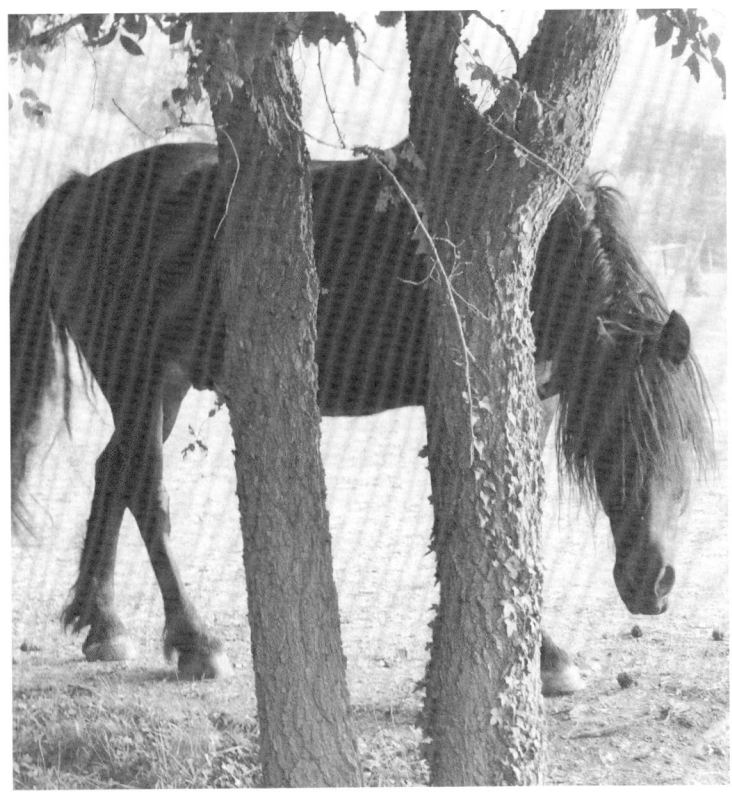

- ❖ Sobald Du eine entspannte Haltung eingenommen hast, schließt Du die Augen und fühlst bewusst in Deinen Körper hinein.

- ❖ Du wiederholst für Dich dreimal hintereinander die Absicht der Reise, die darin besteht, in die obere Welt zu reisen, um einen Kontakt zu Deinem Geistführer zu bekommen. Die Absicht ist wie ein Kompass in der geistigen Welt; sie hilft uns dabei, uns nicht zu verlieren.

- ❖ Danach nimmst Du Deinen Körper in all seinen Teilen wahr und atmest tief ein und aus. Du spürst wie Dein Atem Deinen Körper durchflutet.

- ❖ Nun beginnst Du von 10 bis 1 zu zählen. Bei der Zahl 1 angelangt, nimmst Du eine Wiese war. Dein Krafttier Pferd erwartet Dich bereits.

- ❖ Bitte stelle Dir Dein Krafttier nicht auf der Ebene des Alltagsbewusstseins vor, sondern erst auf der Ebene der nichtalltäglichen Realität.

- ❖ Du näherst Dich Deinem Krafttier und schwingst Dich auf seinen Rücken. Das Pferd ist ohne Sattel und Zügel. Du übergibst Dich ganz und gar Deinem Krafttier Pferd und lässt Dich von ihm in die obere Welt tragen. Dein Pferd kennt den Weg. Du kannst Dich ganz übergeben und Dich auf Dein Pferd verlassen.

- ❖ Während Dich Dein Krafttier Pferd in Richtung Himmel trägt, also nach oben, oder vielleicht sogar mit Dir dorthin fliegt, spürst Du zunehmend, wie es immer heller und lichter, ja ätherischer wird.

- ❖ Dein Krafttier Pferd weiß, wann ihr angekommen seid und wird anhalten, sodass Du absteigen kannst und nach Deinem Geistführer Ausschau halten kannst. Vielleicht erwartet Dich Dein Geistführer bereits, dann kannst Du ihn begrüßen und ihn nach seinem Namen und nach einer Botschaft für Dich fragen. Du kannst ihn auch bitten, dass er Dir die obere Welt zeigen möge.

❖ Ist dagegen keine Spur von Deinem Geistführer, dann mache Dich auf den Weg und suche ihn. Du wirst, sobald Dein Geistführer vor Dir steht, eine klare Empfindung haben, dass er/sie es ist.

❖ Nachdem Du mit Deinem Geistführer in Kontakt getreten bist und eine Botschaft bzw. Information erhalten hast, bedankst Du Dich bei ihm und kehrst zurück auf die Ebene der alltäglichen Realität. Du vertraust Dich stets Deinem Krafttier Pferd an und lässt Dich auf dem gleichen Weg an den Ausgangspunkt zurückbringen.

Zwei Dinge sind wieder wichtig zu beachten:
die klare Absicht und der Dank.

Die Absicht ist der Kompass in der geistigen Welt und der Dank der Schlüssel, um Eingang in die geistigen Reiche zu erringen.

Deinen Geistführer kannst Du immer dann aufsuchen, wenn Du Fragen hast und Dich austauschen möchtest.

Alle Weisheit liegt in uns, wir müssen diese Weisheit nur
„anzapfen", damit sie für uns zugänglich wird.

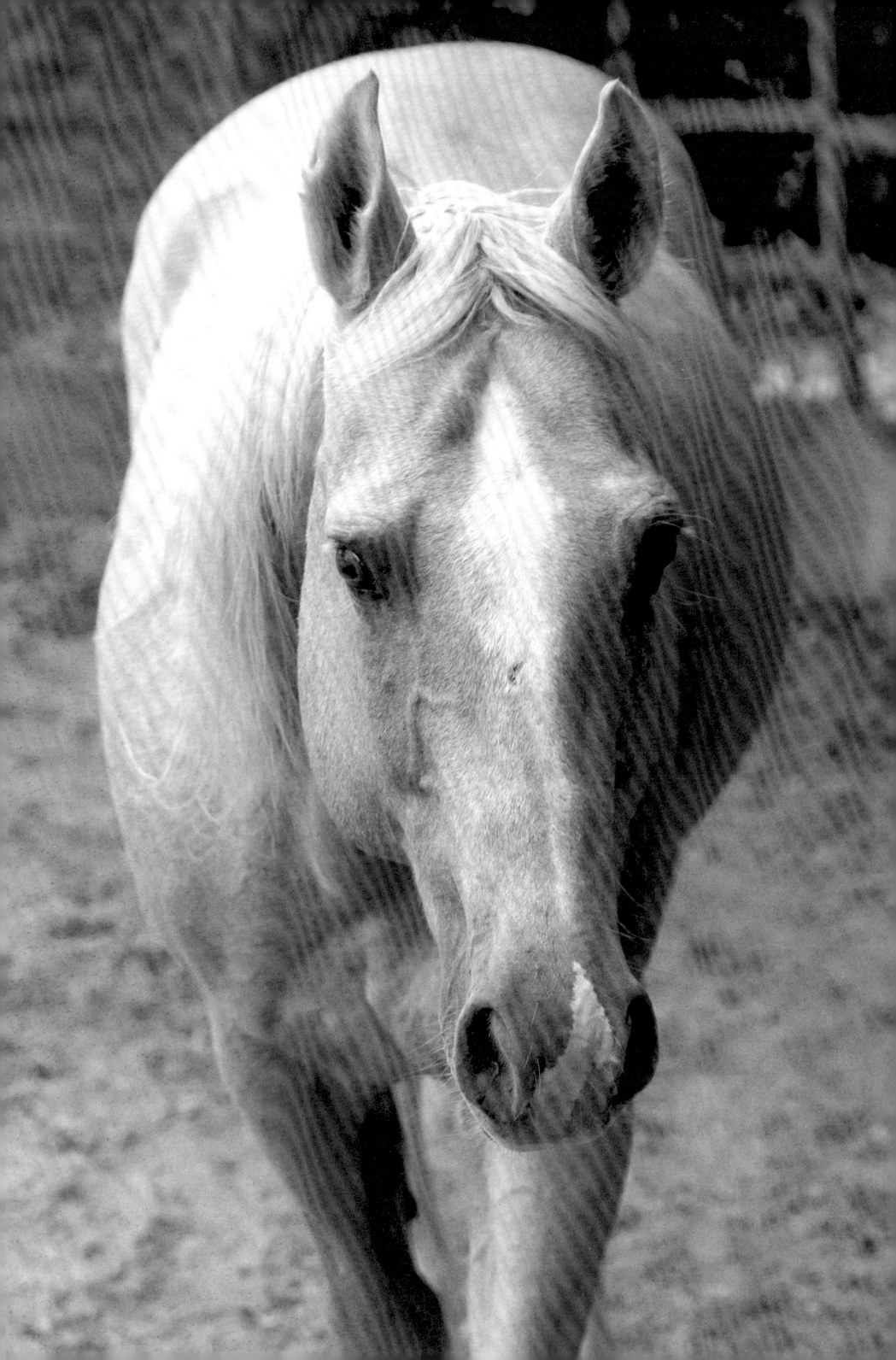

König/in im eigenen Reich

Unsere Absicht sollte es sein, König/in im eigenen Reich zu werden. In unserem Seeleninnenraum bzw. unserer Außenlebenssphäre, die von unseren vier Wesensgliedern mitbestimmt und verwaltet wird, wollen wir herrschen.

Diese vier Wesensglieder sind:
das Denken, das Wollen, das Fühlen und das Handeln.

Das Denken wird dem Element Luft zugeordnet, das Wollen dem Feuer, das Fühlen dem Wasser und das Handeln der Erde. Sind unsere vier Wesensglieder in Harmonie zueinander und ausbalanciert, dann ist der Mensch in der Lage, in seiner authentischen Seins-Ebene zu erwachen, womit die geistig-seelische Ebene gemeint ist.

Der Mensch ist eine dreigliedrige Wesenheit, bestehend aus Körper, Seele und Geist. Ist der Körper gesund, kann sich in ihm die Seele entfalten, um den Geist in ihr zur Entfaltung zu bringen.

Wir sind somit aufgefordert, unsere vier Wesensglieder unter unsere „Herrschaft" zu bringen, damit diese nicht eigenständig und unkontrolliert in uns schalten und walten.

Wir Menschen tragen in uns das gesamte Naturreich, das wir in uns unter Kontrolle bringen müssen, wollen wir zu einem selbstbestimmten, erfüllten Leben finden. In meinen Kursen und Ausbildungen zeichnen wir einen großen Kreis um uns herum, damit wir eine Empfindung unseres physischen Raumes und in einem zweiten Schritt ein Empfinden unseres Seelenraumes entwickeln können.

Wir beginnen im **Osten** und werden uns bewusst, dass der Osten für das Element der Luft steht. Unser Schöpfer drückt sich im Osten über dieses Element aus. Wir können somit in den direkten Kontakt zu unserem Schöpfer gehen, in dem wir IHN in Form der Luft spüren. Wir atmen IHN ein und aus. ER versorgt uns mit dem Sauerstoff in der Luft. Ohne Sauerstoff können wir nur wenige Minuten überleben. Wir stehen somit im engsten Kontakt zu unserem Schöpfer; um nicht zu sagen, wir sind mit IHM mit jedem Atemzug verbunden. Wir nehmen IHN wahr und wir werden uns bewusst, dass wir uns über das Denken ausdrücken.

Dann drehen wir uns in Richtung **Süden** und „sehen", dass sich unser Schöpfer hier über das Feuerelement ausdrückt und wir können IHN über die Wärme der Sonne erspüren. In unserem Körper drückt ER sich über die Körperwärme aus. Wir werden uns bewusst, dass wir uns im Süden über das Wollen ausdrücken.

Wir drehen uns gen **Westen** und können wahrnehmen, dass sich hier unser Schöpfer über das Wasser ausdrückt. Wir können IHN in der Natur überall da erfühlen, wo wir einen Fluss, einen See oder das Meer sehen. Wir erfahren IHN im Regen und in unserem Körper. Auch hier sind wir im direkten Kontakt zu unserem Schöpfer. Wir drücken uns im Westen, also im Wasser, über das Fühlen aus.

Im **Norden**, der dem Element Erde zugeteilt ist, drückt sich unser Schöpfer als „Mutter Erde" aus. Wir erkennen IHN in der Natur, in SEINEN Schöpfungen. Wir drücken uns im Erdelement über unser Handeln aus. Auch hier sind wir in einem engsten Kontakt mit unserem Schöpfer, denn wir spüren die Erde unter unseren Füßen; wir spüren, wie sie uns trägt, nährt und uns die Fähigkeit gibt, zu handeln.

Stehen unsere vier Wesensglieder des Denkens, Wollens, Fühlens und Handelns unter unserer Herrschaft, dann können wir im Zentrum unseres Seins erwachen, im ICH BIN ICH.

Im authentischen Ich – auf jener Ebene, die frei von konditionierten Inhalten ist – wollen wir erwachen, wollen wir stark werden. Betrachten wir hierzu nun im Einzelnen unsere vier Wesensglieder.

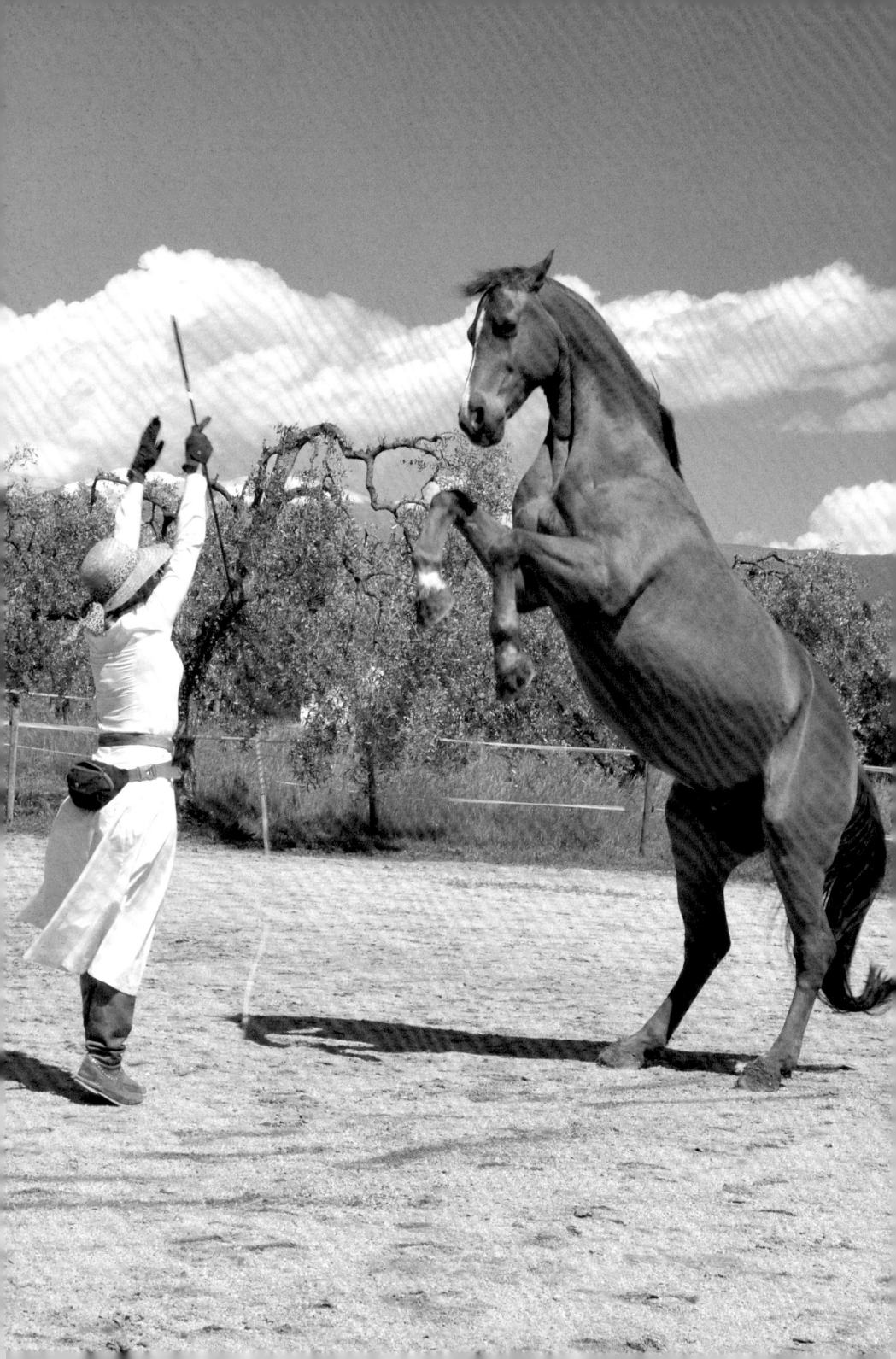

Luft (Osten/Denken)

Die Natur kann uns alles lehren, wenn wir nur gewillt sind, uns zu öffnen, um hinzuhören und hinzuschauen. Wir können uns direkt mit dem Element Luft verbinden und Informationen aus dieser Ebene erhalten. Genau das ist schamanisches Arbeiten, denn der Schamane erhält seine Informationen direkt aus der Natur.

Er lernt nicht über den Intellekt,
sondern über das unmittelbare Erfahren.

Der Schamane verbindet sich mit der Natur und bezieht seine Erfahrungen aus der jeweiligen Quelle.
Wie verhält sich die Luft? Sie ist feinstofflich, unsichtbar und nicht fassbar. Sie durchdringt alles. In der Luft sind alle wichtigen Intelligenzspezifika enthalten, die für alle Lebewesen notwendig sind, um zu überleben und zu gedeihen. Kein Lebewesen kann mehr als einige Minuten ohne Luft überleben. Die Luft kann uns ganz sanft streicheln, aber auch sehr scharf schneiden. Denken wir nur an einen kalten Wintertag, an dem der Wind pfeift und in der Haut schneidende Eindrücke hinterlässt. Wie erdrückend kann es im Sommer sein, wenn kein Lüftchen die Atmosphäre erfrischt? Wir sagen, die Luft steht. Wie belebend ist dagegen der frische und klare Wind im Frühjahr.

Wir sehen an den Erscheinungen in der Natur,
dass die Luft sehr viele Ausdrucksformen hat. Von dem
leichten Lüftchen bis hin zu den schneidenden Winden.
Die Luft kann somit sanft, aber auch zerstörerisch wirken.

Wie verhält sich das Element Luft in Form des Denkens in uns? Ist das Denken unter unserer Aufsicht und Kontrolle, ist es von enormer Wichtigkeit und für eine positive Entwicklung sowie ein seelisches Wachstum unentbehrlich. Entgleitet uns das Wesensglied des Denkens, dann wird es sich als zerstörerisch entpuppen.

Welch eine Kraft im Denken liegt, haben wir Menschen noch nicht wirklich erfasst. Das Denken ist die Basis aller Erscheinungen. Alles entsteht aus den Gedanken.

> *Der Gedanke durchdringt alles, er macht vor nichts Halt.*

Wir können Gedanken nicht fassen, nicht sehen und nicht greifen. Daher glauben wir, dass sie nicht so real sind wie materielle Erscheinungen. Doch gerade das Gegenteil ist der Fall: Die Gedanken stehen an der Basis, sie gehören der primären Realitätsebene an, aus der alles entsteht.

> *Wollen wir König/in im eigenen Reich sein, dann müssen wir*
> *Herrscher/in über unser Denken sein. Wir müssen wollen,*
> *was wir denken und fühlen, damit unsere Handlungen*
> *kraftvoll und klar sind.*

Ist das Wesensglied nicht unter unserer Herrschaft, dann geschieht es nur allzu leicht, dass sich das Denken verselbstständigt und uns aus unserer Mitte verschiebt. Wir werden schwach und schwächer und bald sind wir nicht mehr König/in im eignen Reich, sondern unser Denken gaukelt uns vor, Herrscher zu sein – wir werden beherrscht. So geschieht es, dass wir das Denken nicht mehr abstellen können. Wir befinden uns in einem ständigen Gedankenkarussell, das uns nicht mehr zur Ruhe kommen lässt. Ständig ist unser Gedankenapparat mit

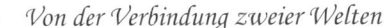
irgendwelchen sorgenvollen Überlegungen aktiv, die in uns mehr oder weniger Stresssituationen auf energetischer Ebene erzeugen.

Vielen Menschen gelingt es kaum mehr, aus eigener Kraft aus dieser „Gedankenhypnose" herauszukommen. Sie werden regelrecht versklavt durch das ständige Denken, das sich vorrangig mit negativen Inhalten auseinandersetzt und in uns eine mehr oder weniger bewusste bzw. unbewusste Stresskonstante bewirkt. Es ist das Wesensglied „Denken", das außer Kontrolle geraten ist.

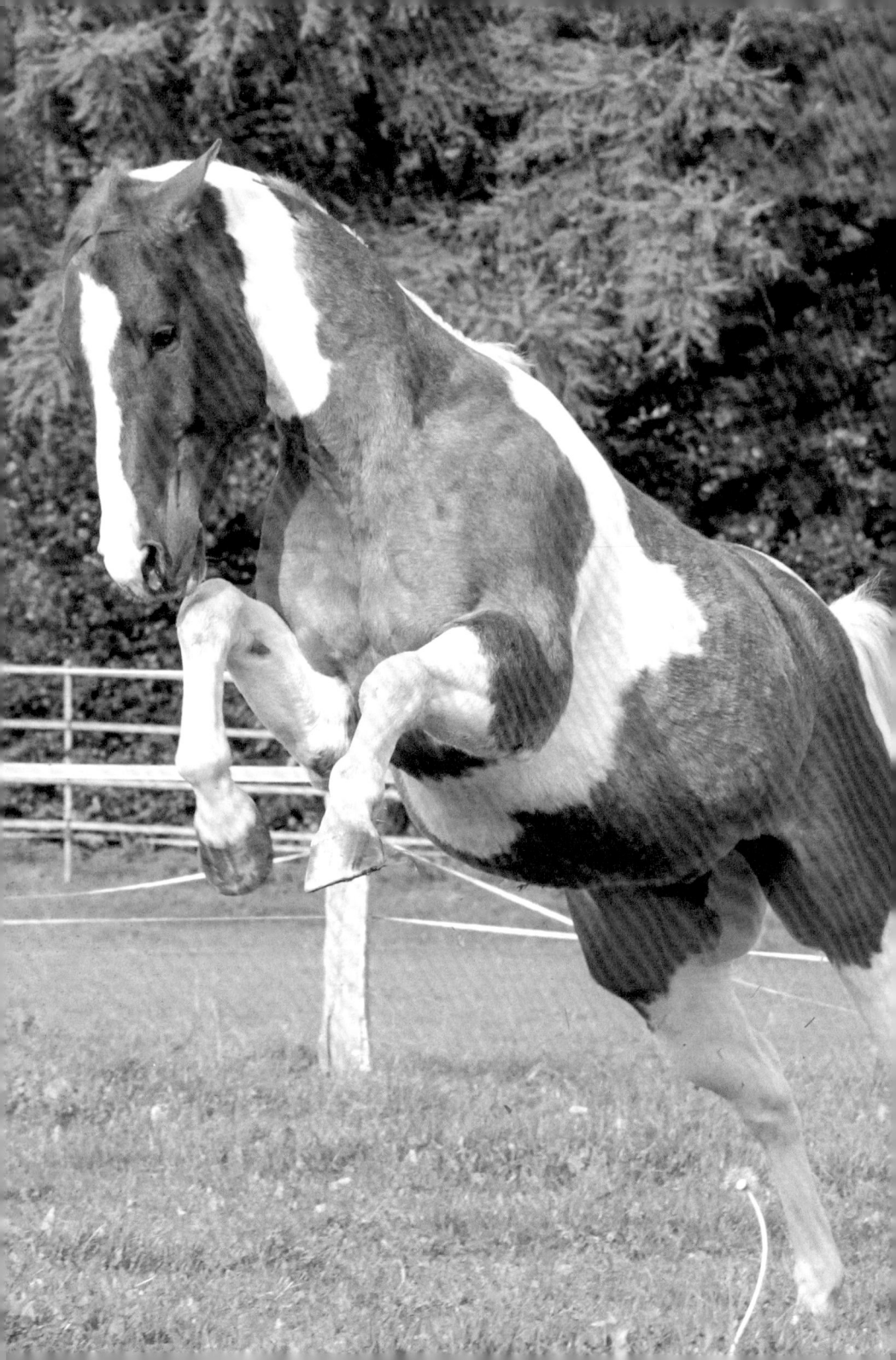

Feuer (Süden/Wollen)

Im Element Feuer drücken wir uns über unseren Willen aus. Es ist das dritte Chakra; hier sitzt unsere persönliche Macht und Kraft. Es ist die Feuerkraft in uns, das innere Feuer, das wir entzünden müssen, wenn wir uns in unserer ureigenen Kraft und Macht erfahren wollen.

Auch hier ist es die Natur, die uns direkt belehren kann.
Unser Schöpfer drückt sich in der Natur über die
wärmenden Strahlen der Sonne aus.

Wie herrlich sind die zarten Sonnenstrahlen im Frühling auf unserer Haut zu spüren und wie verbrennend kann die Sonne im Hochsommer sein! Das ehemals grüne Gras ist nun verbrannt, alles ist braun und sieht verheerend aus. Die Sonne ist eine Lebensspenderin im rechten Maße, kann aber auch zerstörerisch in ihren Extremen wirken. Diese Äußerung können wir auch auf unsere Innenwelt beziehen:

Wir benötigen einen festen Willen, um unsere Ideen, Wünsche
und Vorstellungen aus der geistigen Ebene auf der
materiellen Ebene manifestieren zu können.

Wir brauchen einen festen Willen, um die Hindernisse zu überwinden, die sich uns in unseren Weg stellen, und wir brauchen ihn, um immer wieder nach Rückschlägen erneut unseren Weg weitergehen zu können. Ist unser Wesensglied des Wollens nicht unter unserer Herrschaft, dann werden wir ständig irgendwelchen instinktiven Willensimpulsen aus dem Unterbewusstsein erliegen. Dann wollen wir heute dies, morgen das und übermorgen etwas ganz anderes. Im Extrem kann ein aus der Kontrolle geratenes Wesensglied des Wollens in uns zu Süchten führen. Wir wollen ständig etwas zu essen, etwas in uns will ständig rauchen, ständig trinken usw. Wir werden von unserem Wollen hin- und hergeworfen und finden keine Stabilität und Festigkeit in uns.

Ein Weg, um in sich das Feuerelement zu stärken,
liegt darin, Disziplin in unser Leben zu bringen.

Dies muss nicht gleich in einem ausgeprägten Maße geschehen. Wir können mit einigen gymnastischen Übungen am Morgen beginnen. Wir können im täglichen Leben (in den ganz alltäglichsten Situationen) unseren Willen schulen, indem wir jedes Mal, wenn in uns ein instinktgesteuerter Willensimpuls hochkommt, einen Moment innehalten und diesen nicht gleich befriedigen. Es kann helfen, einen Augenblick anzuhalten, um dann ganz bewusst zu entscheiden, das jeweilige Verlangen willentlich auszuführen oder zu unterlassen.

Wir können am Morgen vor dem Aufstehen, statt uns von einer auf die andere Seite zu wälzen und uns zu quälen, an uns selbst den Befehl geben: *Jetzt stehe ich auf!* Dann stehe ohne Kommentare auf und gehe Deinen Tätigkeiten nach.
Weitere alltägliche Situationen – z. B. Impulse wie trinken, essen oder andere essentielle Affekte – können ebenfalls nicht sofort befriedigt werden. Vielmehr geht es darum, diese Impulse bewusst wahrzunehmen und nicht instinktgesteuert auszuführen.

Wenn wir uns besser kontrollieren, dann können wir spüren,
wie sich unser Wille formt und stärkt.

*Der Wille muss aus der Kraft der authentischen Seins-Ebene
erwachen, damit er segensvoll für den Ausübenden
und für die Gesamtheit wirken kann.*

Ein Wille, der aus dem Ego gespeist wird, ist gefährlich und ist immer
nur auf das eigene Wohl aus, ohne die Gesamtheit mit einzubeziehen.
Unsere Gesellschaft zeigt uns hierzu viele Beispiele aus Politik, Wirtschaft und auch im täglichen Miteinander.

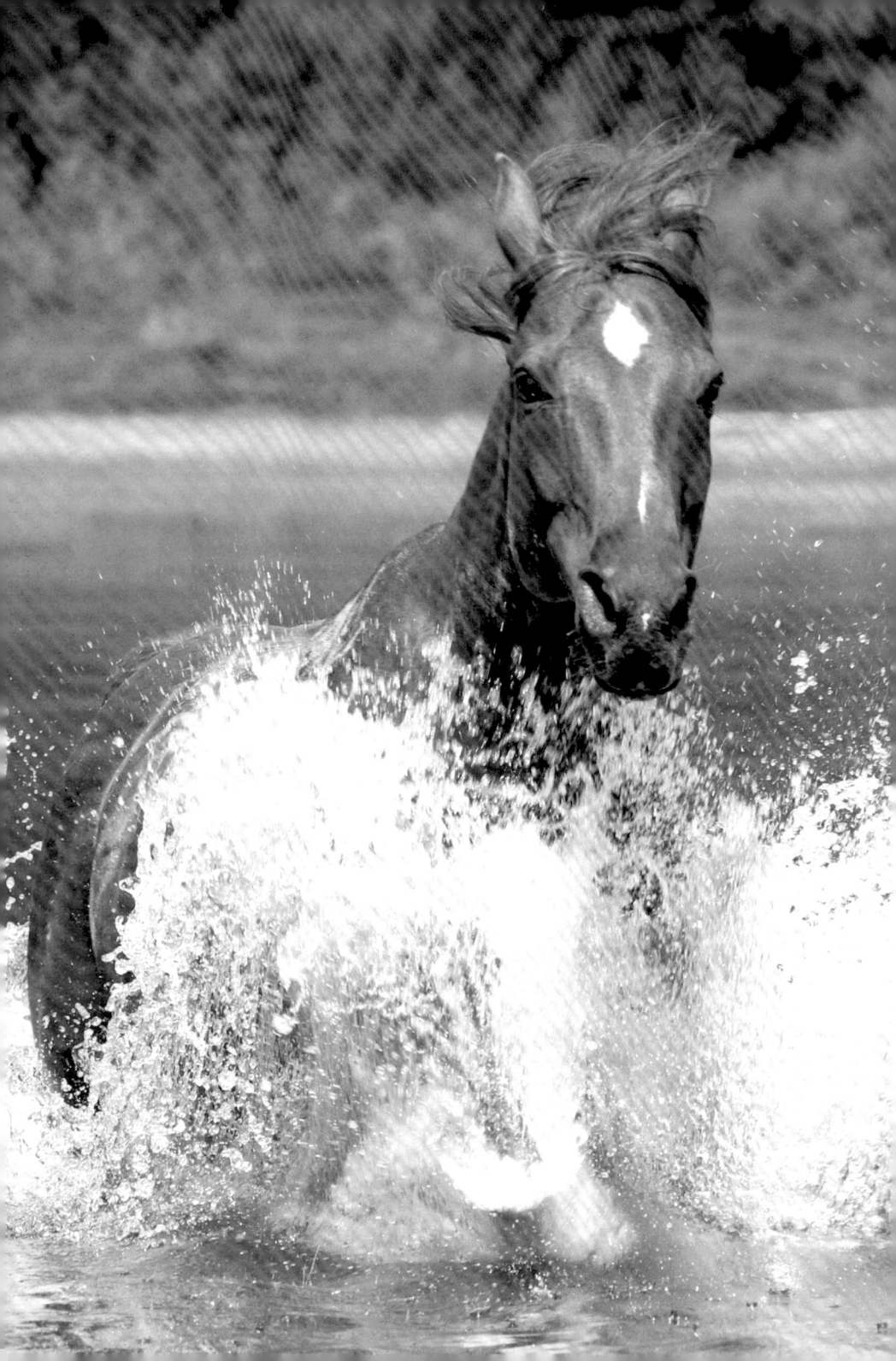

Wasser (Westen/Fühlen)

Im Westen drücken wir uns über unsere Gefühle aus – wie das Wasser im Fluss sein muss, damit es in sich Leben fassen kann. Wird Wasser gestaut und kann nicht fließen, dann bilden sich stinkende Gewässer, in denen kein Leben möglich ist. Dies ist eine Analogie zu dem, was in uns auf Seelenebene geschieht, wenn wir unsere Gefühle unterdrücken und nicht „fließen" lassen.

Stelle Dir hierzu das Bild eines Flusses vor: Das Wasser fließt ungehindert und glasklar, riecht frisch und belebend. Nun stell Dir vor, wie Du größere und kleinere Steine in den Flusslauf schmeißt. Nach einiger Zeit kann das Wasser, nachdem es zunächst noch Wege um die Steine gefunden hat, nicht mehr fließen. Es wird gestaut, es bilden sich Blockaden.

Unbearbeitete negative Gefühle und sorgenvolle Gedanken
sind wie die oberbeschriebenen Steine, die den
freien Fluss daran hindern zu fließen.

Da wir jedoch kaum ein Bewusstsein unseren inneren Aktivitäten gegenüber haben, sind wir den meisten Gefühlen gegenüber so eingestellt, dass wir sie, noch bevor sie überhaupt in unser Bewusstsein hochsteigen können, bereits unterdrücken und in die Tiefen unseres Unterbewusstseins befördern.

Im Moment der Unterdrückung kann in uns vielleicht das Gefühl entstehen, dass diese Emotion weiter nichts in uns bewirkt hat; in Wirklichkeit ist das Gefühl auf eine Ebene abgesunken, die uns nicht mehr zugänglich ist. Nun können diese Inhalte ihr „Unwesen" treiben, uns beeinflussen und manipulieren. Diese unterdrückten Inhalte werden nun Teil unseres Schmerzkörpers.

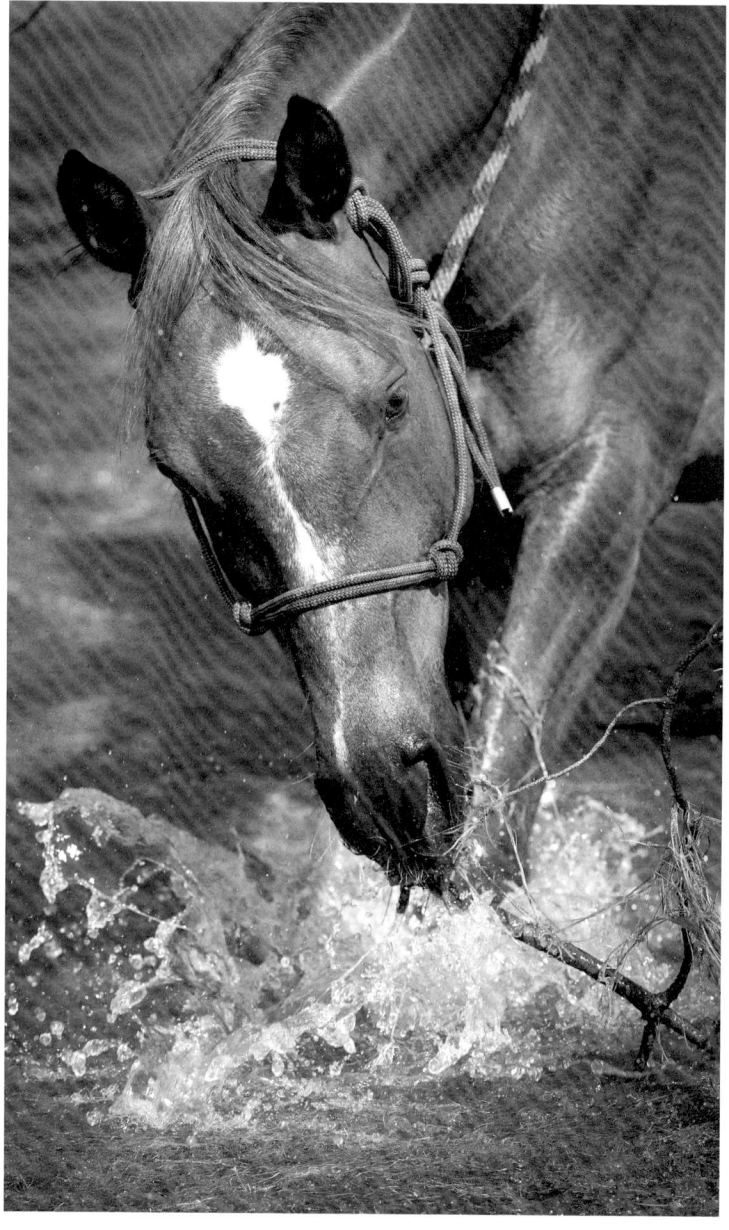

*Beginnen wir dagegen, unsere Gefühle als Botschafter
zu erkennen, dann werden diese zu „Brennstoff"
auf unserem Weg der Bewusstwerdung.*

Jedes negative Gefühl kann für uns ein wichtiger Botschafter sein. *Wie wunderbar!* Denn durch diese Erkenntnis ist jedes Gefühl willkommen.

Ich kann durch jedes Gefühl nur an Bewusstsein dazugewinnen!

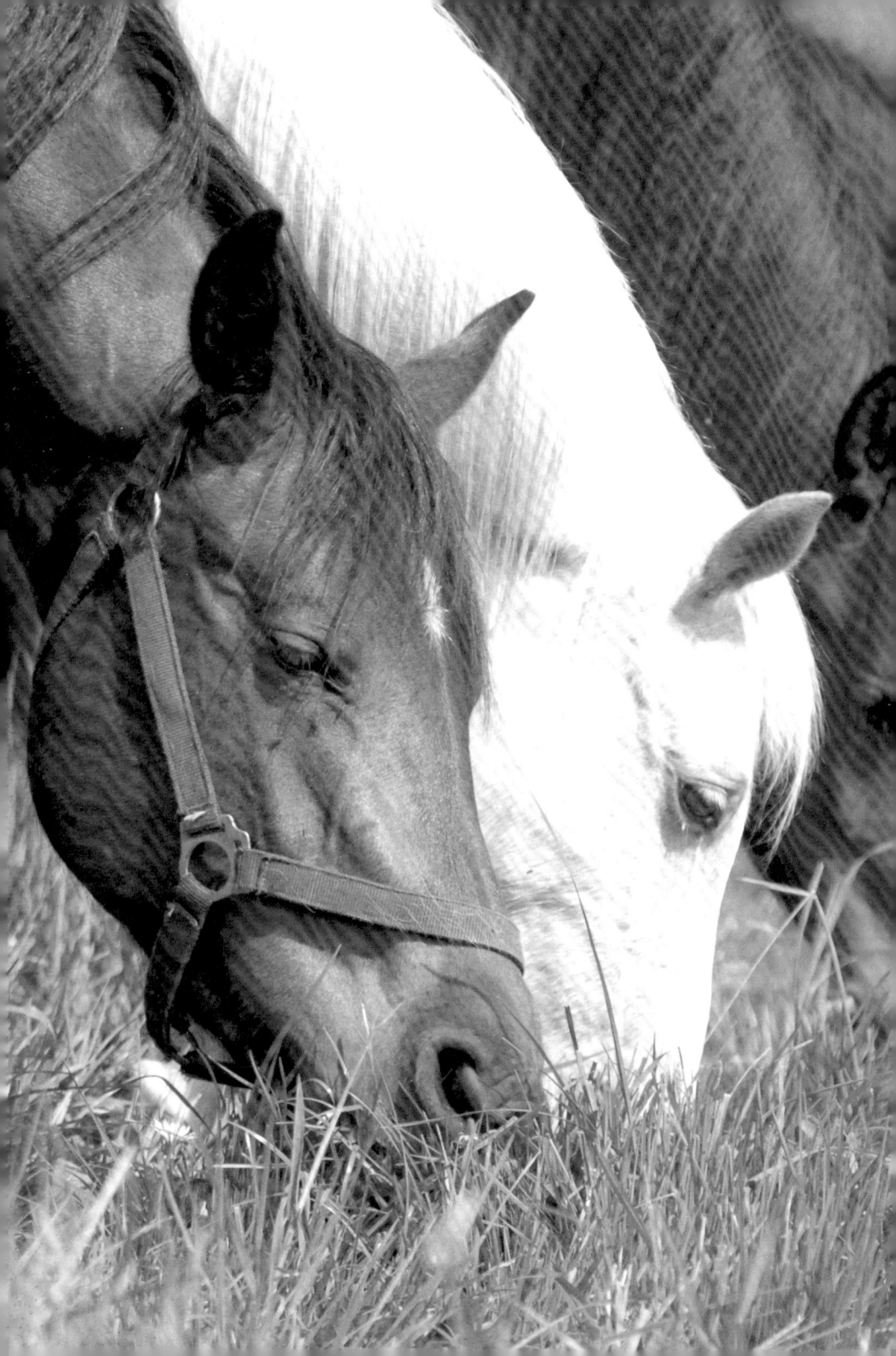

Erde (Norden/Handeln)

*M*utter *Erde* wird unsere Natur bei den Naturvölkern genannt. Sie waren und sind mit der Natur in einem bewussten Austausch und erleben sie als einen Organismus, der über Lebensäußerungen verfügt wie jede Lebensform. Die Erde lebt! *Wie gehen wir mit unserer Mutter Erde um? Schätzen wir sie und treten wir ihr mit dem nötigen Respekt entgegen? Wohl kaum!* Wir rauben ihre Ressourcen aus, wir beuten sie aus, ohne über die Konsequenzen nachzudenken. Wir hinterlassen unseren Kindern und Kindeskindern ein Erbe, auf das wir alles andere als stolz sein können. In den indianischen Kulturen achtete man darauf, dass alle Handlungen so ausgelegt waren, dass dadurch die nächsten sieben Generationen noch positive Resultate davontragen konnten. War dies nicht möglich, dann waren die Handlungen so gestaltet, dass zumindest kein Schaden für die folgenden Generationen entstand. *Welch hohe ethische Kultur!*

Mutter Erde versorgt uns, sie nährt uns, sie schützt uns und gibt uns die Fähigkeit, in die Handlung zu gehen, denn wir drücken uns im Erdelement über unsere Handlungen aus.

Wir können unseren Schöpfer in der gesamten Natur erkennen und lieben lernen.

Wir brauchen nur innezuhalten, eine Blume zu betrachten und können nur ehrfurchtsvoll vor SEINEN Schöpfungen in Liebe zu IHM entbrennen.

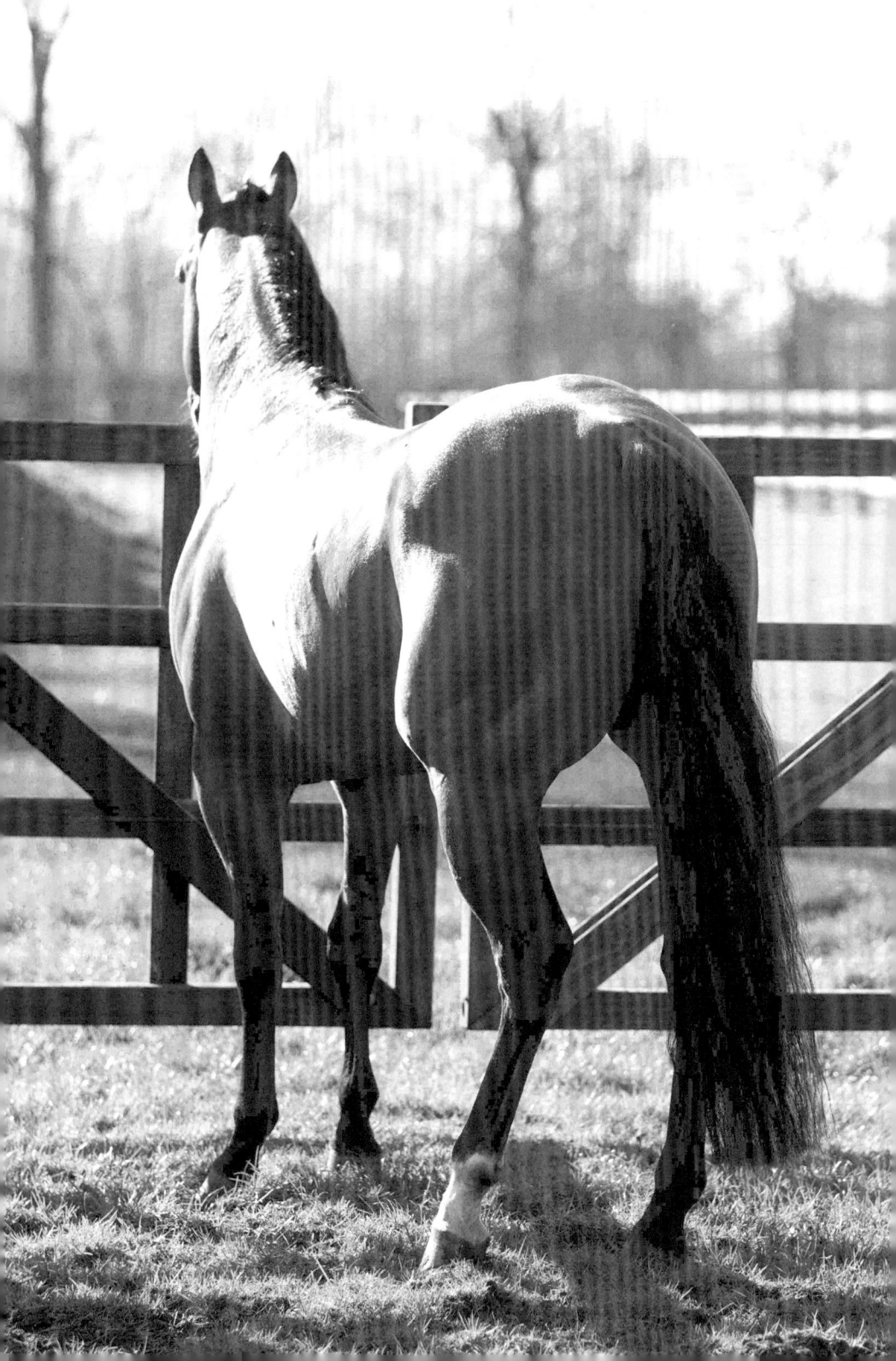

Schamanische Reise
für Latiro

Die Reise, von der ich an dieser Stelle berichten möchte, wurde für mein Pferd Latiro durchgeführt, um ihn in seiner Aufgabe und in seiner Gesundung zu unterstützen.

In einer vorhergehenden Tierkommunikation mit ihm wurde der *RAIDHO*-Trainerin Silke Kaiser, die auch diese Reise begleitet, durch Latiro mitgeteilt, dass er es als seine Aufgabe ansieht, den Schmerz seiner Rasse auf sich zu nehmen und zu transformieren. Da er dazu jedoch nur teilweise imstande ist, leitet er sehr viel des Schmerzes über Blut aus. Wie bereits zuvor erwähnt, leidet er seit einigen Jahren an einem Siebbeinhämatom. Trotz zweijähriger Behandlung, hatte sich allerdings keine wirklich zufriedenstellende Besserung eingestellt. (*Während ich dies aufschreibe, kommt in mir ein leiser Zweifel auf, inwieweit ich von dieser schamanischen Reise berichten soll, da mir klar ist, dass vieles falsch interpretiert werden und es zu Missverständnissen kommen kann. Und doch will ich die Ergebnisse der Heilungsfortschritte meinen Lesern nicht vorenthalten.*) Daher:

Ich bitte Dich, das Erzählte nicht mit dem Verstand,
sondern auf Herzensebene zu lesen und nur das anzunehmen,
was Du im Moment annehmen willst und kannst.

Silke hat sich während der Reise mit Latiro auf Seelenebene mit ihm verbunden und folgende Bilder empfangen:

Seelenreise in die „untere Welt". Sie erreicht ein großes Plateau, auf dem sie Latiro mit einem großen Pfeil quer durch den Hals liegen sieht. Latiro ist an den Beinen mit Seilen gefesselt, die von Menschen festgehalten werden. Es sind vier Priester, die dunkle Gewänder tragen. Latiro ist ganz ruhig, denn er weiß, wenn er versucht, die Fesseln zu lösen, dann verschlimmert sich der Schmerz in seinem Hals. Nun wird sichtbar, dass es sich um ein schweres Schwert handelt, das durch seinen Hals in die Erde dringt und ihn somit an diese bindet. Die Priester stehen um Latiro herum und jeder hält einen Huf mit dem Seil fest. In diesem Moment verwandelt sich Latiro in eine junge Frau, die in weiße Kleider gehüllt ist. Anhand der Kleidung ist erkennbar, dass es sich um das 17./18. Jahrhundert handelt. Sie trägt ein Gebetsbuch und war wohl in einem Kloster, wurde jedoch verurteilt, da sie durch Gebete und Kräuter Menschen heilte. Obwohl sie mit ihren Heilungen sehr vielen Menschen helfen konnte, wurde sie durch einen Priester an die Kircheninstitution verraten. Zunächst wurde sie zwar nicht hingerichtet, sondern gefesselt in einen Kerker geschmissen, aber nach einer langen Gefangenschaft wurde sie gepfählt.

Sie hatte den Glauben verloren, da sie nicht die Kraft hatte, das Leid dieser Erde zu ertragen. Nach langem Leiden im Kerker bat sie darum, man möge sie von den Qualen durch den Tod erlösen. Sie konnte ihren eigenen Schmerz und das Leiden der Welt nicht mehr ertragen.

Nun sieht sich Silke wieder auf dem Plateau stehend und erkennt, dass die Frau wieder zu Latiro geworden ist. Latiro schwitzt und zittert am ganzen Leib. Silke steht dort mit ihren Verbündeten und fragt ihr Krafttier (einen Leoparden), was zu tun ist. Sie wird aufgefordert, das Schwert zu entfernen. Während sie es aus der Wunde zieht, halten Silkes Verbündete ihre Hände über Latiros Wunde. Eine der Verbündeten hat Kräuter in den Händen, um diese auf die offene Wunde zu legen. Nun zeigt sich, dass sich in der Wunde ein riesiges wurmartiges Etwas befindet, welches mit Latiros Auge verbunden ist. Es ist eine

Schlange, die kämpft; es ist ein Dämon. Jetzt tritt ein anderer Verbündeter hinzu und hackt mit dem zuvor entfernten Schwert der Schlange den Kopf ab. Aus der Stelle des abgehackten Schlangenkopfes entströmt helles Licht. Der Schlangendämon hatte sich im oberen Körperbereich von Latiro festgesetzt, sodass er nur noch das Leid sehen, jedoch nicht mehr heilen konnte. Die Reste der Schlange werden durch die Verbündeten ins Feuer geworfen. Nun kann die Wunde verschlossen und versiegelt werden. Silkes Verbündete bilden einen Kreis um Latiro und beginnen zu trommeln. Eine Verbündete betet über der Wunde, macht das Kreuzeichen und hält eine Hand über Latiros Auge. Sie ruft Silke zu sich, um mit ihr gemeinsam zu sprechen:

„Du bist heil und vollkommen in diesem Leben. Alles, was war, liegt hinter dir. In der Gegenwart darf sein, was sein darf. Du kannst alles, was du siehst, an die Erde abgeben. Alles, was du gibst, in Liebe transformieren und alles, was du aufnimmst, durch dich hindurchfließen lassen und an die Erde abgeben. Durch deinen Blick, durch deine Anwesenheit werden Menschen geheilt. Du hattest diese Gabe nicht verloren; sie hat vielmehr in dir geschlummert. Du hattest die Verbindung zur Erde und zu allem, was ist, verloren, weil du den Glauben an dich und an deine Heilkraft verloren hattest. Vom Dämon gebunden, vom Dämon gefesselt und nun befreit in alle Ewigkeit – entfesselt und vollkommen, gottgeweiht, im Licht des ewigen Seins, zwischen dem Höchsten und der Erde verbunden, eingespannt in das Licht des Lebens. Ausgefüllt mit der Kraft des Daseins bist du nun frei, um zu deiner ursprünglichen Bestimmung zurückzukehren.“

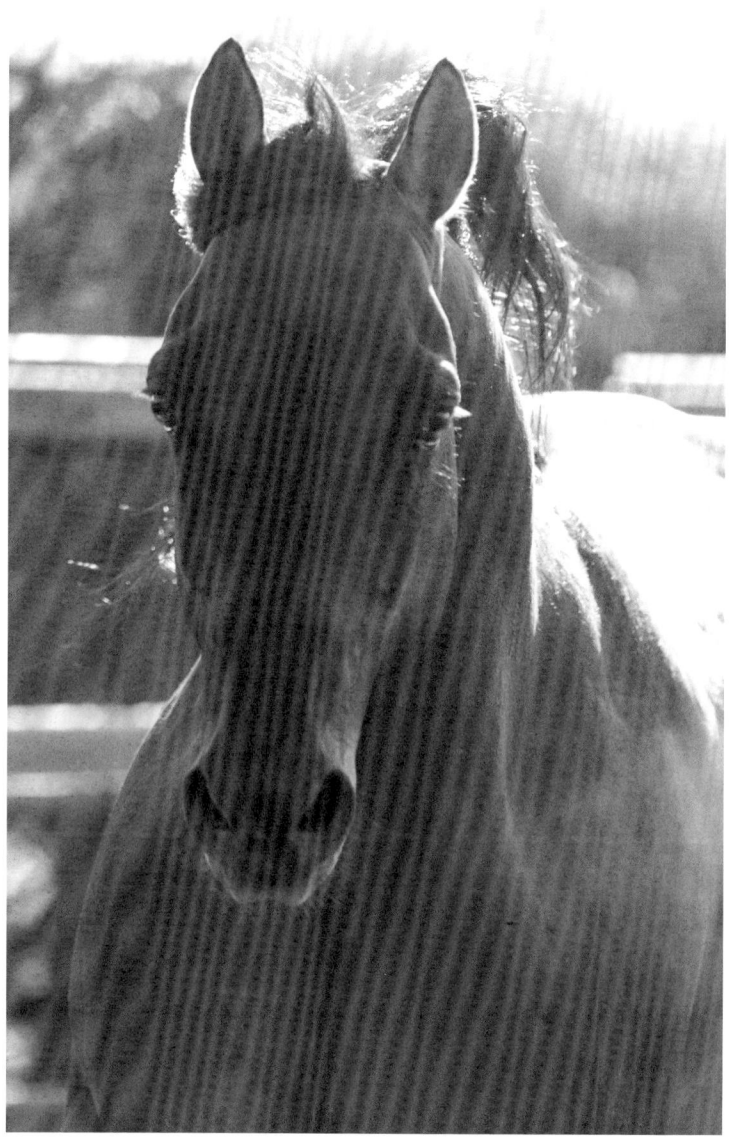

Während diese Worte gesprochen werden, lösen sich die Fesseln wie von alleine von Latiros Beinen. Die Seile werden nun lebendig und fesseln jetzt die Priester. Diese schrumpfen und schrumpfen, bis sie zu spinnenartigen Wesen werden, die ins Feuer geworfen werden. Dadurch entsteht eine Lichtsäule, in der sich der Geist der Frau befindet. Sie singt mit einem hellen Ton. Nun tritt sie aus dem Feuer und hält in ihrer Hand eine kleine Lichtkugel. Sie geht zu Latiro und kniet sich neben ihn, legt die Lichtkugel ganz sanft auf sein Herz und sagt:

„Das ist das, was du noch benötigst, um wirklich heil sein zu können. Du bist verbunden mit dem Höchsten und mit der Kraft Erde. Mit der Heilkraft, die du erlangst, indem du dich mit dem ewigen Urgrund verbindest und daraus deine Heilkraft beziehst. Du wirst getragen und hast Zugang zu unendlicher Kraft. Durch diese Gabe wird dir die Verbindung wieder möglich sein. Du bist verbunden für jetzt und für alle Ewigkeit."

Die Lichtkugel strahlt nun Licht über Latiros Brust, seinen Hals und seine Stirn. Auf der Stirn erwächst ihm nun eine Art Lichthorn wie bei einem Einhorn. Nun breitet sich das Licht weiter aus über den Hals, die Wirbelsäule bis hinunter zum Schweif und in die Beine. In den Hufen bilden sich kleine Blitze, die wie Wurzeln in die Erde eindringen. Diese Lichtpfeile verwurzeln sich mit der Erde, sodass alle vier Hufe nun verwurzelt sind.

Jetzt steht Latiro auf und schüttelt sich. Er sieht aus wie ein „Lichtpferd", wie ein Einhorn. Die Frau sitzt nun auf Latiro auf und sie reiten davon. Silke wird aufgefordert, den beiden mit ihrem Krafttier zu folgen. Die Frau sagt zu Latiro, dass er noch eine Sache brauche…

Während die Frau und Latiro vorausgaloppieren bzw. fliegen, folgt ihnen Silke mit ihrem Krafttier über die Gebirge, Wälder und Wiesen. Gemeinsam erreichen sie ein Plateau, wo ein Fohlen steht. Es ist Latiro im Alter von ca. zwei Jahren, der in einer sehr kargen Landschaft steht. Er hat Angst und ist gleichzeitig wütend. Es ist ein Seelenanteil von Latiro.

Silke sieht, wie er ausgebildet wird – im Freispringen, in der Halle über kleine Cavalettis. Während der Arbeit wird sehr viel Druck auf Latiro ausgeübt. Er ist sehr verzweifelt, denn er kann den Druck nicht aushalten, sodass sich in dieser Situation ein Seelenanteil von Latiro abspaltet. Nun versucht Silke mit ihren Verbündeten, die sich alle wieder eingefunden haben, den verlorengegangenen Seelenanteil zu integrieren. Dieser Seelenanteil ist zunächst zögerlich, da er sicher sein will, dass ihm, nachdem er integriert wurde, nicht wieder das Gleiche passiert. Latiro spricht zu seinem Seelenanteil:

„Es handelt sich nun um eine andere Zeit. Was in der Vergangenheit passiert ist, wird dir nicht mehr widerfahren. Es gibt keinen Druck mehr, sondern nur Liebe. Es geht in der Zusammenarbeit um die Liebe, um das Beisammensein und nicht um das Resultat." Der Seelenanteil zögert immer noch und fragt, ob er ihm das versprechen kann. Latiro erwidert, dass er keine Garantie für Menschen übernehmen kann. Er zeigt nun seinem Seelensteil meine Person und erklärt, dass er mir vertraut. Er möchte mir das Geschenk machen, dass ich mich wieder auf ihn setzen darf, wenn die einzige Motivation die Liebe ist. Im umgekehrten Fall, so meint er, würde er daran zerbrechen. Sein Glaube ist jedoch sehr stark und fest, dass es um Liebe gehen wird und nicht um Druck oder Resultate, son-

dern um das Zusammensein. Der Seelenanteil lässt sich nun überzeugen, zwar zögerlich, doch er möchte es versuchen. Latiro freut sich sehr und es wird ihm klar, dass er nun heil sein kann.

Silke fliegt jetzt mit dem Seelenanteil und ihren Verbündeten zu dem Plateau zurück. Sie trägt den Seelenanteil von Latiro in ihrer Hand und drückt ihn an ihre Brust. Nun fügt sie den Seelenanteil durch eine Zeremonie in seine Seele ein. Silke versiegelt den Seelenanteil in seinem Körper, im „Haus" seiner Seele. Latiro sieht Silke an und bittet sie mir dies zu sagen:

„Ich brauche die Hilfe von Alexandra, damit ich heil sein kann. Das Zusammensein in Liebe darf die einzige Motivation unseres Zusammenseins sein. Die Motivation zum Reiten, die Motivation zum Sein. Es ist mein Geschenk an sie, dass sie wieder aufsitzen darf, und ich bitte sie, dies durch ihre Liebe und Achtsamkeit vor mir zu würdigen."

An dieser Stelle wendet sich Silkes Krafttier an sie und sagt, dass es noch eine Botschaft für mich bereithält:

„Du bist aus den tiefen Wassern entstiegen, Nixe des Universums, reingewachsen und verbunden, gleitet von dem Reinlichen der Liebe. Sei behutsam, prüfe jeden Schritt. Prüfe, wo er dich hinführt, und hinterfrage, ob du diesen Schritt aus Liebe tun willst oder aus Eitelkeit und Strebsamkeit. Prüfe stets jeden Schritt und tue ihn nur aus Liebe. Tue nichts aus Angst und tue nichts aus Strebsamkeit, sonst wirst du dich verlieren in einem dunklen Tal,

wirst unnötig Schmerzen leiden müssen und den Weg mühsam wieder zurückfinden. Du bist auch ein Wesen aus Licht. Bewahre dieses Licht. Lass dich nicht überholen von der Zeit, die du geschaffen hast. Ruhe in dir. Sei Licht, sei Liebe und tue nur den Schritt, den du aus ganzem Gewissen und ganzer Liebe tun kannst. Du bist gut geschützt und gut geführt. Keiner von uns kann die Richtung, die du wählst, ändern. Dies liegt in deiner Verantwortung."

4. Teil

Reiseberichte

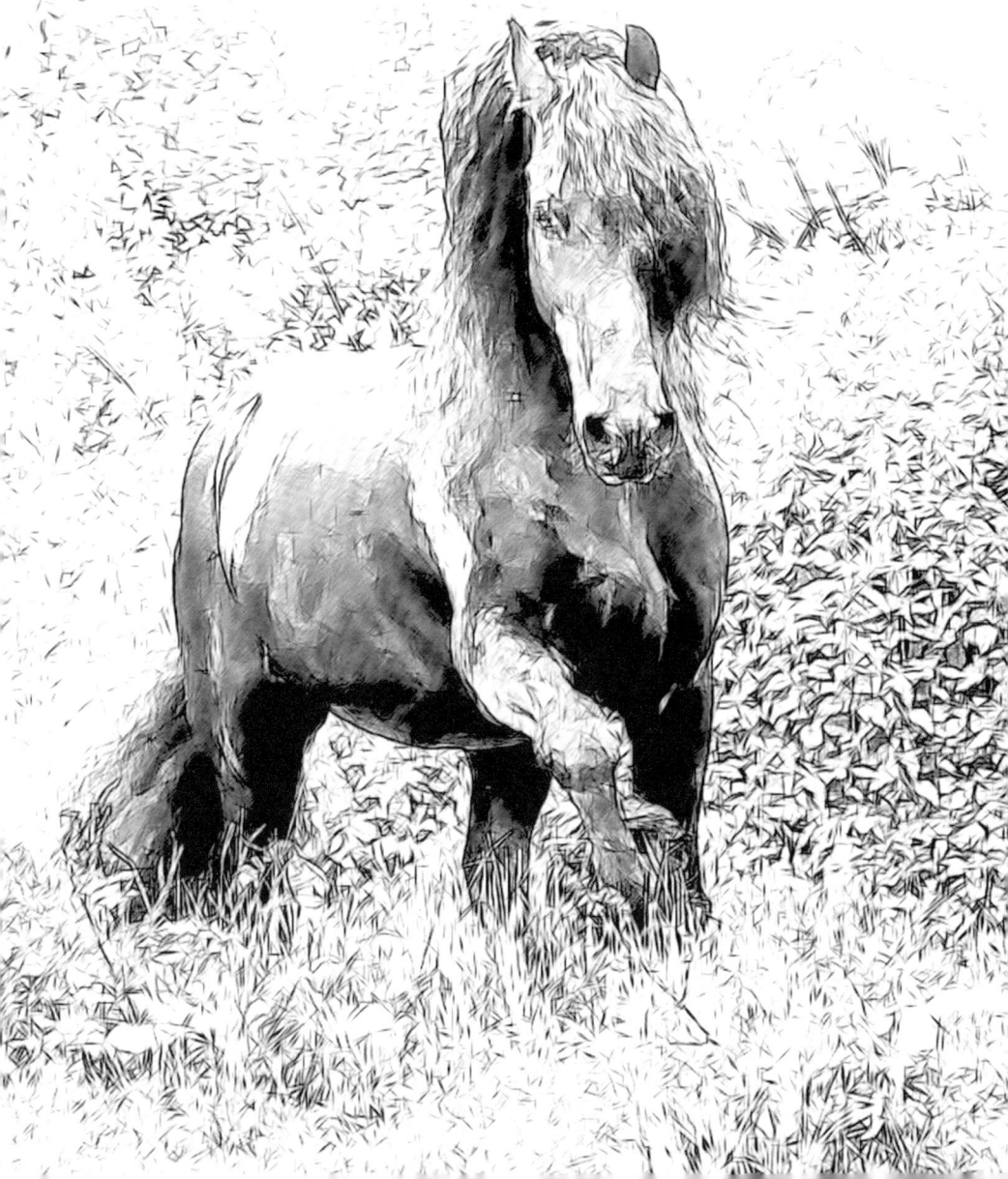

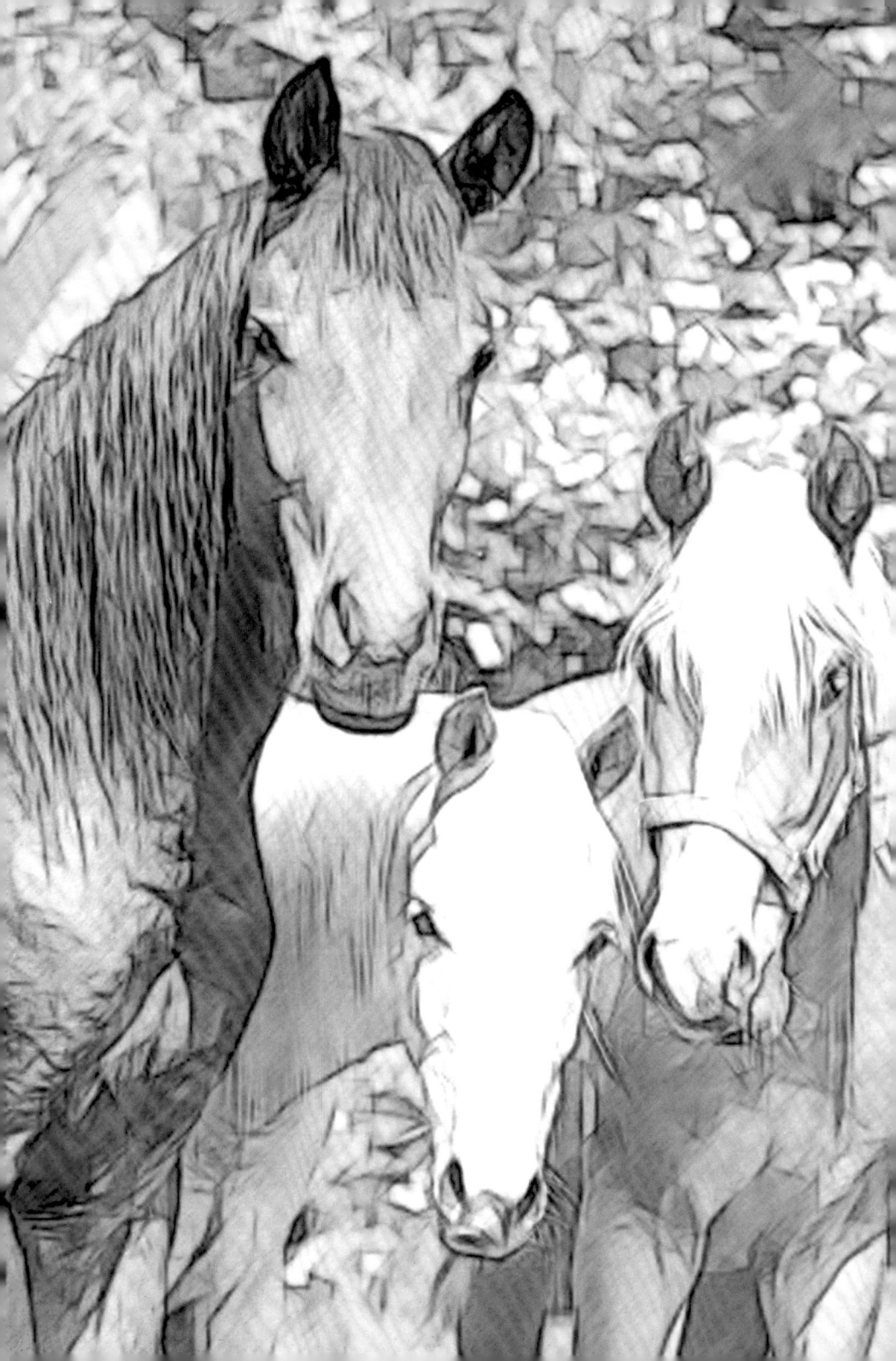

Was sind Reiseberichte?

Die folgenden Reiseberichte stammen aus der Zeit, als ich an der Realisierung meines Wunsches, mit Pferden zu arbeiten ganz am Anfang stand und noch nicht wusste, ob und wie sich dieser Wunsch erfüllen sollte. Zudem war ich in dieser Phase meines Lebens noch inmitten meines Genesungsprozesses, der immer wieder durch starke Krisen begleitet war. Manchmal befand ich mich total im Dunkeln und wusste nicht, wie es weitergehen soll. Zeitweise erschien es mit, als ließe sich mein Wunsch nicht realisieren.

Häufig zweifelte ich an meiner Genesung, da die körperlichen Symptome sehr stark in den Vordergrund traten und mich erheblich beeinträchtigten.

Vieles war in diesem Lebensabschnitt konträr zu meinem Wunsch, mit Pferden arbeiten zu können. Mein körperlicher Zustand war alles andere als kraftvoll, sodass mein Ziel weit entfernt und unrealistisch für den Verstand schien.

Die äußeren Umstände waren so gelagert, dass für den Verstand kein Erfolg ersichtlich war.

So hatte mein Verstand immer wieder Grund, große Einwände zu finden, um mich von meinem Vorhaben, mit Pferden und Menschen zu arbeiten, abzubringen.

In dieser Phase war es für mich eine große Hilfe, die Unterstützung aus der Ebene der „nichtalltäglichen Realität" zur Verfügung zu haben, denn es wurden mir immer wieder sehr hilfreiche Tipps, Hinweise und Lehren zur Verfügung gestellt, die ich nicht auf der Realitätsebene der „alltäglichen" Welt bekommen hätte.

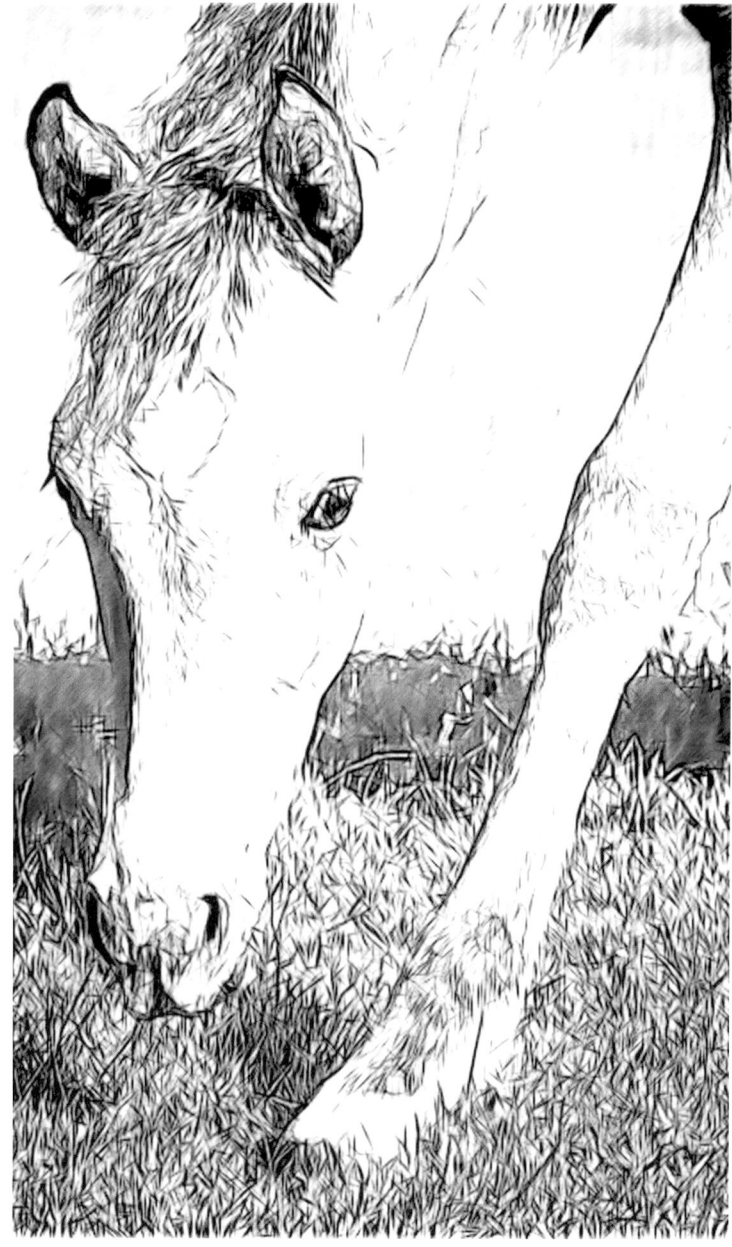

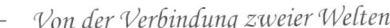
Ich möchte Dich, liebe/r Leser/in, an meinen Reiseerfahrungen teilhaben lassen, damit Du durch diese Berichte ermutigt wirst, nicht nur die Ebene der äußeren Realität anzuerkennen, sondern Dich vielmehr auf die spannende Reise in die Ebenen der „nichtalltäglichen" Realität einlässt, um Dein Sein und damit Dein Leben zu bereichern.

In uns leben die Ur-Liebe, die Ur-Weisheit und die Ur-Kraft
— wir müssen uns nur nach innen wenden.

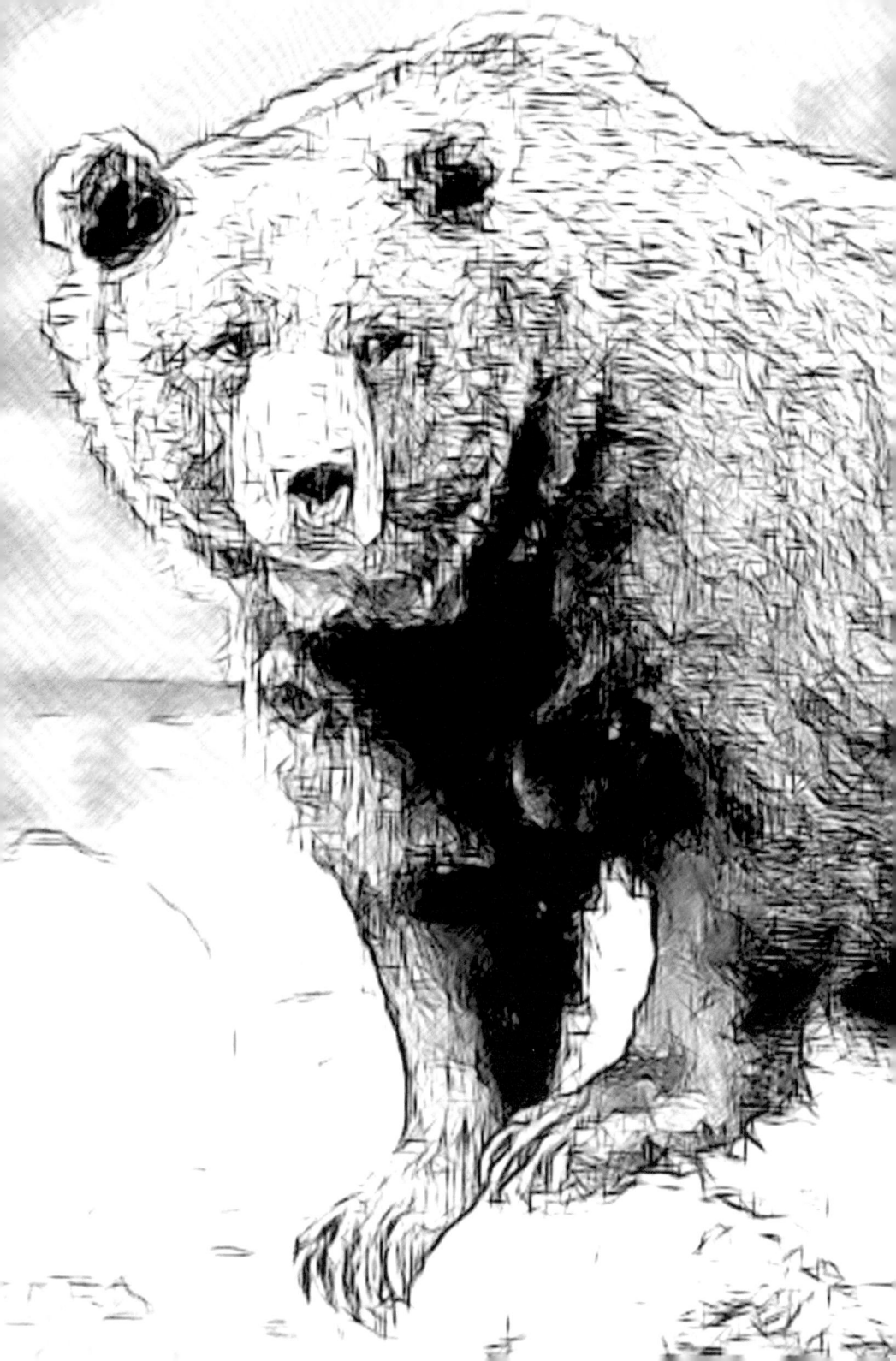

Erste Begegnung

Ich befinde mich in einer entspannten Haltung, bin gelöst und bereit, meine erste Reise zu erleben. Ich atme tief ein und aus und wiederhole für mich meine Absicht: Ich reise in die „untere Welt", um mein Krafttier kennenzulernen!

Ich bin mir natürlich bewusst, dass ich über mehrere Krafttiere verfüge, doch nun ist meine Absicht, dem für mich in diesem Moment wichtigsten Krafttier zu begegnen.

Mein Verstand rebelliert ein wenig und glaubt nicht daran, dass dies möglich sein soll. Da ich in der Zwischenzeit gelernt habe, meinen Verstand als wichtiges Hilfsmittel einzusetzen, ihm aber nicht mehr die absolute Vorherrschaft zu überlassen, gelingt es mir daher gut, ihn auf seinen Platz zu verweisen und zur Stille aufzufordern.

Als ich auf meinem „Entspannungsort" angelangt bin, wartet bereits mein Pferd auf mich, um mich zu meinem Krafttier zu bringen. Ich sitze auf und übergebe mich komplett meinem Pferd, das mich nun in die Tiefen des Erdinneren trägt. Es geht ziemlich steil hinab und ich muss mich gut an seiner Mähne festhalten, um nicht runterzurutschen. Es ist ein schmaler Pfad, der nach unten führt; rechts und links des Pfades sehe ich nichts. Es ist dunkel. Der Boden ist lehmig und es riecht nach schwerer, feuchter Erde. Es ist rutschig, sodass mein Pferd sehr langsam schreitet, um nicht auszurutschen. Darüber bin ich sehr froh, denn auf diese Weise kann ich mich besser ausbalancieren. Nach einiger Zeit spüre ich in mir eine leichte Angst hochsteigen. Ich frage mich, wie ich wieder zurückkomme. Je weiter wir nach unten kommen, desto beklemmender wird es mir zumute, aber ich erinnere mich, dass ich jederzeit den Verlauf der Reise über meine Absicht bestimmen kann.

Es ist ein wichtiger Aspekt, jederzeit in das Geschehen eingreifen zu können und nicht den Ereignissen „ausgeliefert" zu sein.

<u>Zur Information:</u> Werden hingegen Drogen, also bewusstseinsverändernde Substanzen, eingenommen, hat der Reisende keine Kontrolle über den Reiseverlauf und ist der „nichtalltäglichen Realität" ausgeliefert. Das Einnehmen von bewusstseinsverändernden Substanzen unterstützt zudem den Suchenden bzw. Reisenden **nicht** in seiner authentischen Seins-Ebene, sprich in seinem hohen ICH BIN ICH. Im Gegenteil: Es verhindert diesen Wachwerdungsprozess. Dies ist eine negative Strömung im Schamanismus.

Als wir angekommen sind, geht mein Pferd einen Tunnel entlang hinaus ins Freie. Ich bin überwältigt von der Schönheit des Ortes. Es ist eine Naturlandschaft – so überwältigend schön und üppig, wie ich es noch nie zuvor gesehen habe. Ich steige von meinem Pferd ab und betrachte erstaunt den Ort. Ich sehe enorm große Bäume. (Ich glaube, sie heißen Mammutbäume.) Die Blumen sind so groß wie in der alltäglichen Realität die Bäume. Ich sehe Vögel, die von einer Farbenpracht sind, dass es mir regelrecht die Sprache verschlägt. Ich gehe neben meinem Pferd her, um diesen Ort besser kennenzulernen. Nun kommt mir wieder in den Sinn, warum ich hier bin. Ich will mein Krafttier kennenlernen, und so gehe ich neben meinem Pferd her mit dem Wunsch im Herzen, meinem Krafttier zu begegnen. Plötzlich sehe ich einen riesigen Bären. Ich weiß sofort, es ist mein Krafttier und muss es nicht fragen, denn ich spüre es in meinem Herzen. Ich bin in der Tiefe meiner Seele berührt und muss weinen, weil die Wiedersehensfreude mich regelrecht übermannt. Ich bin erstaunt, damit ich habe ich nicht gerechnet.
Ich umarme den Bären und fühle tiefe Verbundenheit und Geborgenheit. Es ist ein Gefühl der Wiedervereinigung.

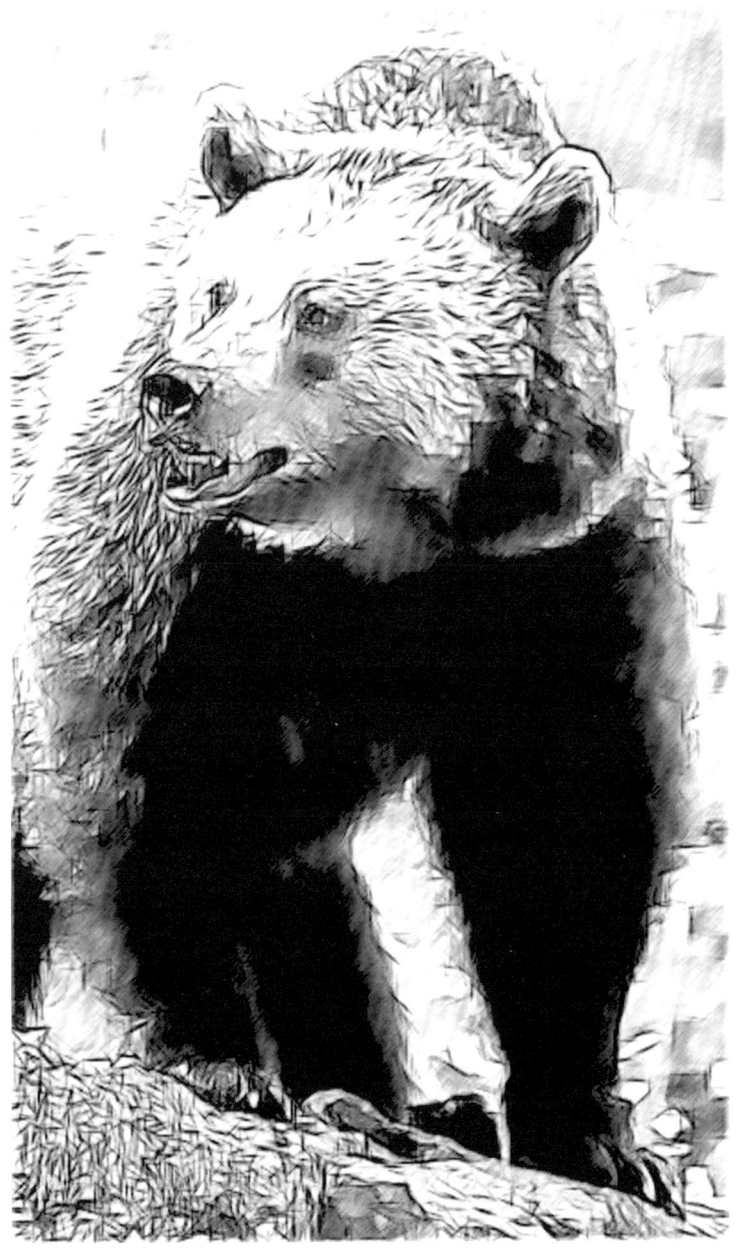

Ich empfinde ein so intensives und inniges Gefühl, wie ich es
auf der Ebene der alltäglichen Realität nicht kenne.

Diese starke Gefühlswallung überrascht mich und lässt ein großes Lie-
besgefühl in mir erwachen, das ich meinem Krafttier und gleichzeitig
allem gegenüber empfinde. Ohne zu fragen, „übermittelt" mir mein
Krafttier seinen Namen. Er lautet: Sagan. Ich sage bewusst „übermittelt", denn auf dieser Ebene ist die verbale Kommunikationsform viel
zu kompliziert, schwerfällig und langsam. Wir kommunizieren auf der
Seins-Ebene und es ist ein Kommunizieren auf allen Ebenen gleichzeitig. Es geschieht über Bilder, Empfindungen und das Empfangen
von Energie. Ich nehme das als großartig wahr und mir wird bewusst,
wie schwerfällig und umständlich unsere Kommunikation ist.

Mir wird klar, wie viel durch die verbale Kommunikation
verloren geht. Ich erkenne, dass die Feinheiten und die
wirklich wichtigen Informationen durch die verbale
Kommunikation auf der Strecke bleiben.

Sagan lässt mich erkennen, dass seine Stärke meine Stärke ist und er
zeigt mir, wie ich diese im Alltag umsetzen und leben darf. Noch ganz
im Gefühl der Wiedervereinigung versunken, spüre ich, es ist Zeit zurückzukehren auf die Ebene der „alltäglichen Realität". Ich drücke
meinen tiefe Dankbarkeit Sagan und der geistigen Welt gegenüber aus
und verabschiede mich.
Ich sitze auf mein Pferd auf und die Rückreise vollzieht sich auf dem
gleichen Weg wie die Hinreise. Wieder begeben wir uns auf den
schmalen Pfad und ich nehme erneut den Geruch der schweren feuchten Erde war. Während ich auf meinem Pferd nach oben reite, bemerke

ich, wie es um uns immer heller und heller wird, bis wir oben ange-langt sind. Auf der Ebene des Entspannungsortes zähle ich mich mit der „5 zu 1 Methode" in die alltägliche Realität zurück und öffne meine Augen.

Noch immer bin ich ganz bewegt von den Eindrücken und der intensiven Liebe zu meinem Krafttier. Ich weiß, dass dies der Beginn einer innigen, wiederentdeckten und alten Freundschaft ist. Ich empfinde tiefe Dankbarkeit.

In den darauffolgenden Tagen lese ich viel über das Krafttier Bär und ich verstehe mich selbst immer besser. Nun werden mir meine Eigen-arten, Vorlieben und Charakterzüge klarer.

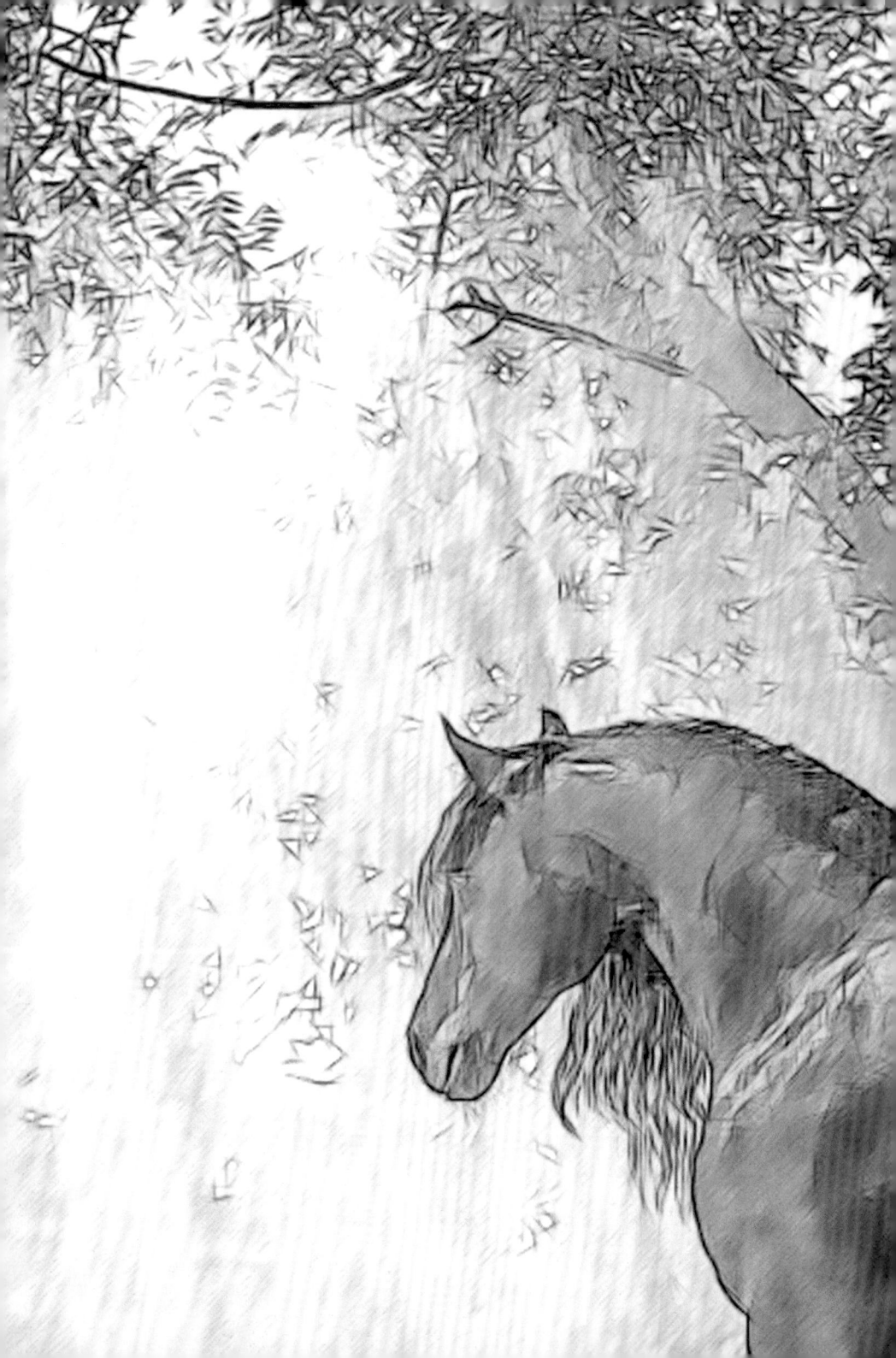

Verwurzelung

Ich reise in die untere Welt mit der Absicht, meinem Vertreter aus der Pflanzenwelt zu begegnen. Ich will den Baum, der ich bin, kennenlernen.

Wie bereits an einer anderen Stelle beschrieben, entwickeln sich die menschliche Seele und der Körper über das Mineral-, Pflanzen- und Tierreich. Der Schamane weiß das. Doch bleibt das für ihn bzw. sie kein abstraktes Wissen, sondern vielmehr ist es eine erlebbare Realität, die er/sie durch das Reisen jeweils direkt erfährt.

Ich begebe mich in eine entspannte und gelöste Position, atme tief ein und aus und wiederhole für mich die Absicht meiner Reise: Ich reise in die „nichtalltägliche Realität", um den Baum, der ich bin, kennenzulernen. Ich begebe mich durch das Zählen von 10 zu 1 auf die Ebene meines Entspannungsortes. Dort werde ich bereits von meinem Pferd erwartet. Wie immer ist auch die Begegnung mit meinem Pferd sehr berührend.

Es ist jedes Mal ein Verbinden auf Seelenebene mit einem Teil von mir selbst: innig, liebevoll und kraftvoll.

Ich sitze auf und die Reise beginnt. Auch diesmal gehen wir in das Erdinnere und damit in die Tiefe. Ich genieße den Duft der schweren und feuchten Erde. Das Dunkel im Erdinnern ist mir bereits bekannt und ich empfinde diesmal keine Beklemmung. Ich vertraue mich viel mehr ganz und gar meinem Pferd an. Es kennt den Weg und ich brauche nichts weiter zu tun, als mich auf dem Rücken meines Pferdes auszubalancieren und mich tragen zu lassen.

Nach einiger Zeit gelangen wir durch den Tunnel ins Freie. Vor uns liegt eine enorme Fläche. Es ist eine große grüne Wiese und in der Ferne sehe ich einen immens großen Baum. Ja, es ist der Mammutbaum aus der Reise zu meinem Krafttier. Wir nähern uns ihm und bereits aus großer Entfernung kann ich die starken Wurzeln erkennen. Sie reichen in einem weiten Radius um den Baum und vermitteln mir Kraft, Stabilität, Standhaftigkeit und einfach ein Gefühl der Verwurzelung.

Der Baum beginnt mit mir in Beziehung zu treten und vermittelt mir auf nonverbalen Ebene die Wichtigkeit der Verwurzelung. Ich frage, wie ich mich verwurzeln soll? Ich bin doch kein Baum! Auf diesen Gedanken folgt sogleich der Hinweis, dass ich mich in der geistigen Welt verwurzeln solle. Diese Mitteilung sei nicht nur für mich wichtig, sondern für jeden Menschen.

Ihr Menschen – so wird mir im Weiteren mitgeteilt – seid spirituelle Wesen. Der körperliche Aspekt eures Seins ist nur ein kleiner Bruchteil, etwa 7 %, den Rest kennt ihr nicht. Ihr kennt euch nicht!

Damit ihr euch kennenlernen könnt und nicht verliert,
braucht ihr Wurzeln.

Es wird mir gezeigt, wie ich durch Atmung und Visualisierung meine Wurzeln entwickeln kann. Der Baum ist wirklich enorm. Ich betrachte ihn nun aus nächster Nähe und sehe seinen Stamm. Er ist so groß, dass ich mindestens drei- bis viermal so lange Arme haben müsste, um in der Lage zu sein, seinen Stamm zu umfassen. Die Baumkrone kann ich nur erahnen, da mein Blick diese nicht erreichen kann, und die Äste formen ein breites Dach. Es ist wohltuend, unter dem Baum zu stehen. Ich fühle die Stärke, die von ihm ausgeht, und setze mich an den Fuß. Ich atme seine Kraft und seine Stabilität ein und werde gewahr, wie wenig ich doch geerdet bin. Erneut nehme ich wahr, wie der

Baum sich mit mir in Verbindung setzt und mir mitteilt, dass die meisten Menschen nicht geerdet sind. Dies sei auch ein Grund, warum so viele Menschen sich von den Pferden angezogen fühlen, denn sie spüren unbewusst, dass die Pferde ihnen helfen können, zur Natur und zu ihrer wahren Bestimmung zurückzufinden.

Nun zeigt mir der Baum die vielen Tiere, denen er Schutz und Nahrung bietet – einfach nur durch sein Dasein. Er gibt mir zu verstehen, dass der Mensch – ist er verwurzelt – ebenfalls vielen Kreaturen Schutz und Halt geben kann. Vor allem in den verschiedenen zwischenmenschlichen Beziehungen ist es wichtig, dass erwachte Menschen durch Verwurzelung schwächeren Mitgliedern einer Gesellschaft Halt und Stütze sind. Kinder brauchen Eltern und Erwachsene, an denen sie sich orientieren können, bei denen sie Halt finden. Mitarbeiter brauchen Menschen, die die Richtung vorgeben können. Unsere Gesellschaft benötigt Menschen, die ihre Stärke aus der Tiefe der Seele beziehen und nicht in einer aufgesetzten Pseudo-Stärke begründet ist. Pferde brauchen geerdete Menschen, sonst können sie sich nicht auf den Menschen einlassen. Es ist so viel, was auf energetischer Ebene fließt und was mir in diesen Momenten bewusst wird.

Ich erfahre wieder einen so intensiven Informationsfluss, der unmöglich in seiner gesamten Fülle in Worte gefasst werden kann. Mir wird abermals bewusst, wie mangelhaft und unzureichend die verbale Sprache ist. Mir wird klar, dass diese Form der Kommunikation nur auf der äußeren, materiellen Ebene ihre Berechtigung hat, jedoch keinesfalls geeignet ist auf geistigen Ebenen.

Vieles lehrte und lehrt mich der Baum. Täglich gehe ich in meine Erdungsübung, beziehe aus der Wurzelatmung meine Stabilität und Kraft. Die Übung „Wurzelatmung" hat in meinen Seminaren eine zentrale Rolle, da wir durch diese Übung in die maximale Gelöstheit bei maximaler Aufrichtung gelangen.

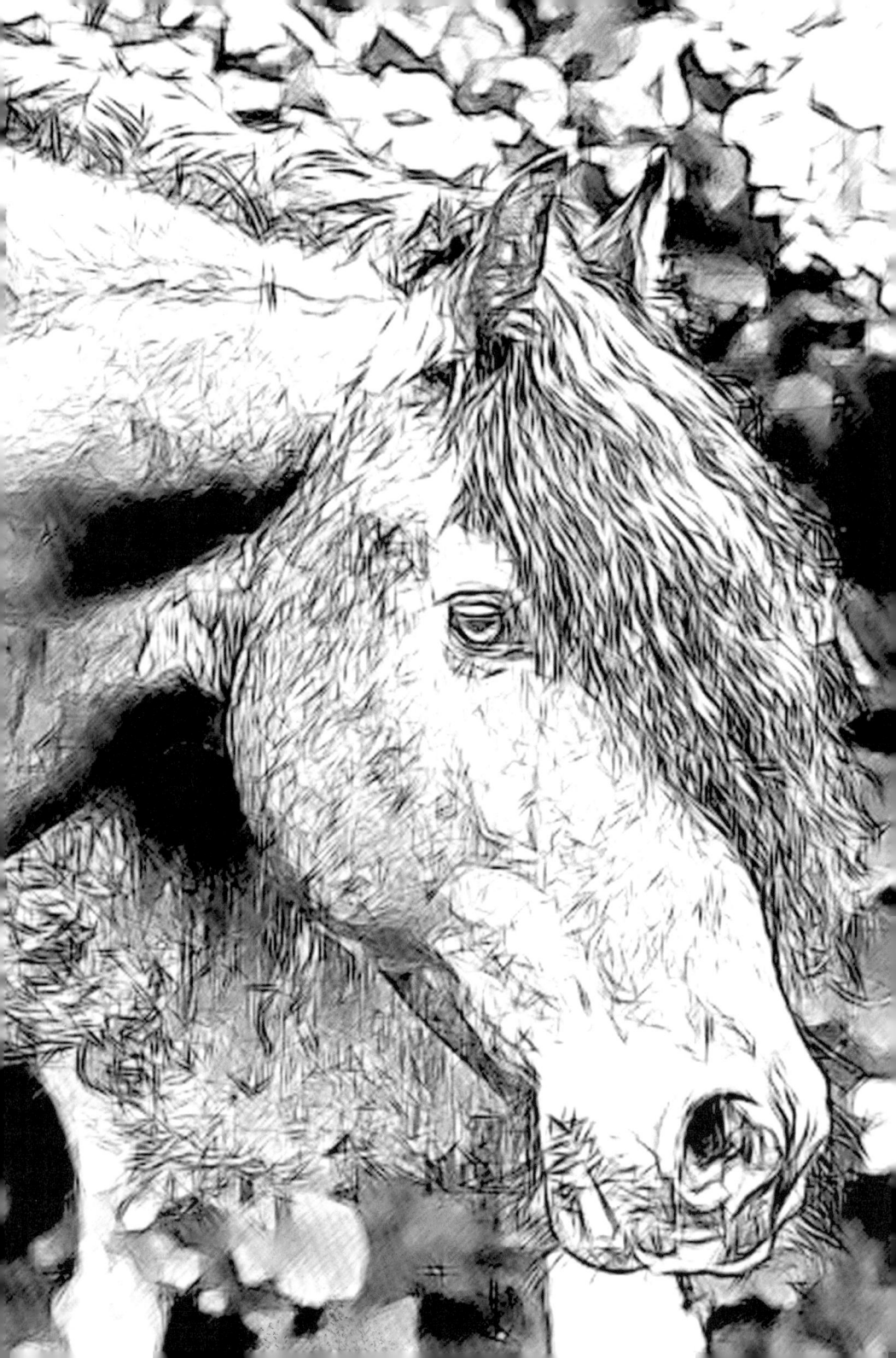

Edelsteine

Ich reise in die untere Welt mit der Absicht, meiner aus der Mineralwelt zu begegnen. Ich will das Mineral, das ich bin, kennenlernen.

Bevor ich mich auf die Reise begebe, wiederhole ich für mich dreimal meine Absicht: Ich reise in die untere Welt, um das Mineral, das ich bin, kennenzulernen. Ich begebe mich über das Zählen von 10 bis 1 auf meinen Entspannungsort.

Wie auch in den anderen Reisen, erwartet mich bereits mein Pferd. Ich sitze auf und die Reise beginnt. Auch diesmal gehen wir in das Erdinnere und damit in die Tiefe. Ich genieße den Duft der schweren und feuchten Erde. Das Dunkel im Erdinnern ist mir bereits bekannt und ich empfinde keine Beklemmung. Ich vertraue mich viel mehr ganz und gar meinem Pferd an. Es kennt wie immer den Weg und ich brauche nichts weiter zu tun, als mich auf dem Rücken meines Pferdes auszubalancieren und mich tragen zu lassen.

Nach einiger Zeit, es ist mehr eine Empfindung als ein Sehen, erkenne ich, dass wir im Inneren eines Berges sind. Wir befinden uns in einer Höhle mit vielen engen Gassen. Alles um uns herum ist dunkel. Es ist sehr feucht und ich sehe, wie das Wasser von den Wänden heruntertropft. Nun erkenne ich auch kleine Gestalten. Sie wirken auf mich unfreundlich und strahlen eine sehr ernste, fast angsteinflößende Stimmung aus. Mein Pferd beruhigt die Gestalten, die ich als „Gnome" bezeichnen würde, indem es ihnen übermittelt, dass ich keine Gefahr darstelle. Die Situation entspannt sich sofort und die Gnome werden nicht freundlicher, aber doch weniger angsteinflößend.

Nun gehen wir im Berginneren einen der engen Pfaden entlang, die in eine Steigung führen. An den Wänden sehe ich Edelsteine glitzern. Der Berg ist eine große Mine, voll mit den edelsten und schönsten Steinen. Ich sehe Edelsteine in einer für mich überwältigenden Menge und Schönheit. Plötzlich kommt uns ein Gnom entgegen und ist spürbar angewidert von meiner Präsenz. Er teilt mir mit, dass er die Menschen verachte. Er lässt in seinen Äußerungen kein gutes Haar an uns Menschen. Er sagt mir, dass er die Menschen nicht ausstehen könne, da sie stinken und nur auf materielle Güter aus wären. Ihr Menschen, erzählt er mir, seid dumm, faul und unsensibel. Sie, die Gnome, müssen die Reichtümer in den Bergen vor den Menschen verstecken, da diese sonst die Berge zerstören würden.

Wir Menschen bringen das gesamte Gleichgewicht der Natur durcheinander, nur um an diese Reichtümer zu kommen.

Dabei, so fährt er fort, ist der materielle Wert dieser Edelsteine nur sehr gering – im Vergleich zu den Wirkungen, die diese Steine haben. Aber dies wüssten die Menschen nur im Ansatz und dürften daher auch nur ganz geringe Mengen dieser Edelsteine bergen.

Ich bin von der Farbenintensität, Leuchtkraft und der so hohen positiven energetischen Ausstrahlung der Edelsteine förmlich überwältigt. Ganz besonders spricht mich ein roter Edelstein an und es wird mir erklärt, ich solle mich mit den Eigenschaften dieses Steines in der alltäglichen Realität auseinandersetzen und sie auf mich wirken lassen. Das werde ich sicherlich tun.

Mein Pferd bringt mich auf die Ebene meines Entspannungsortes zurück und von dort aus zähle ich mich mit der „5 zu 1 Methode" ins Hier und Jetzt.

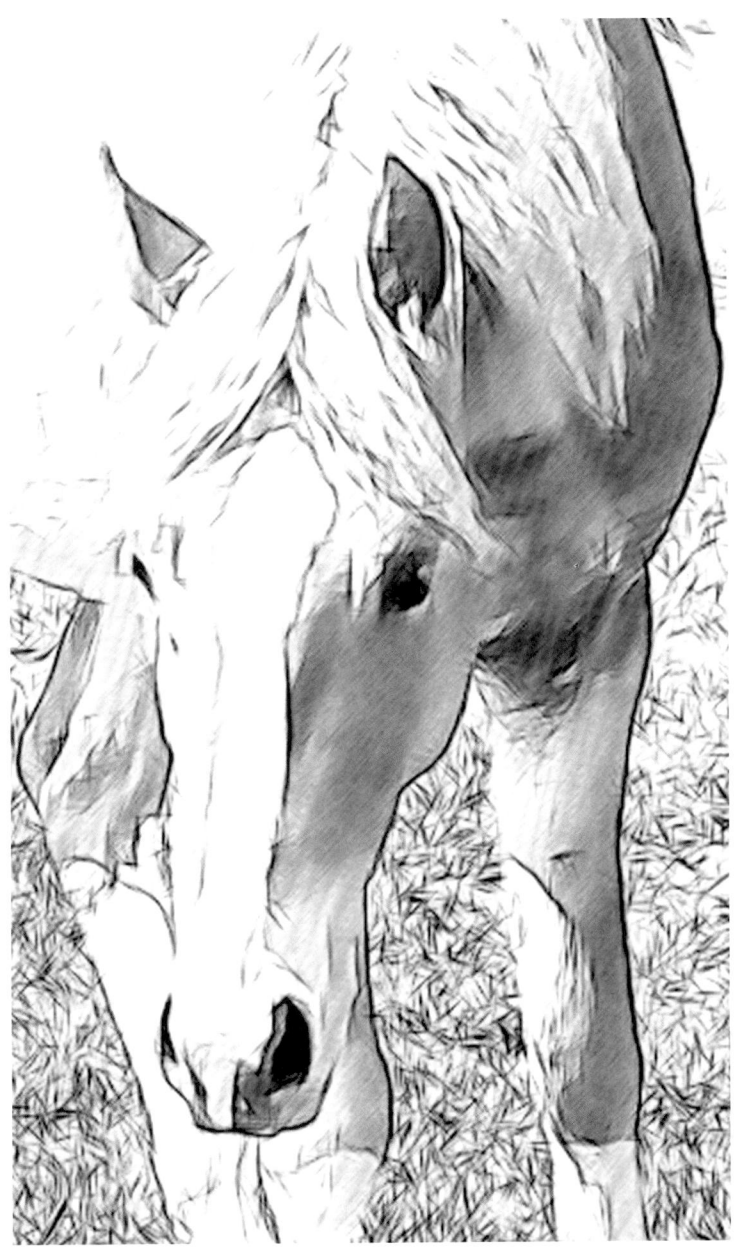

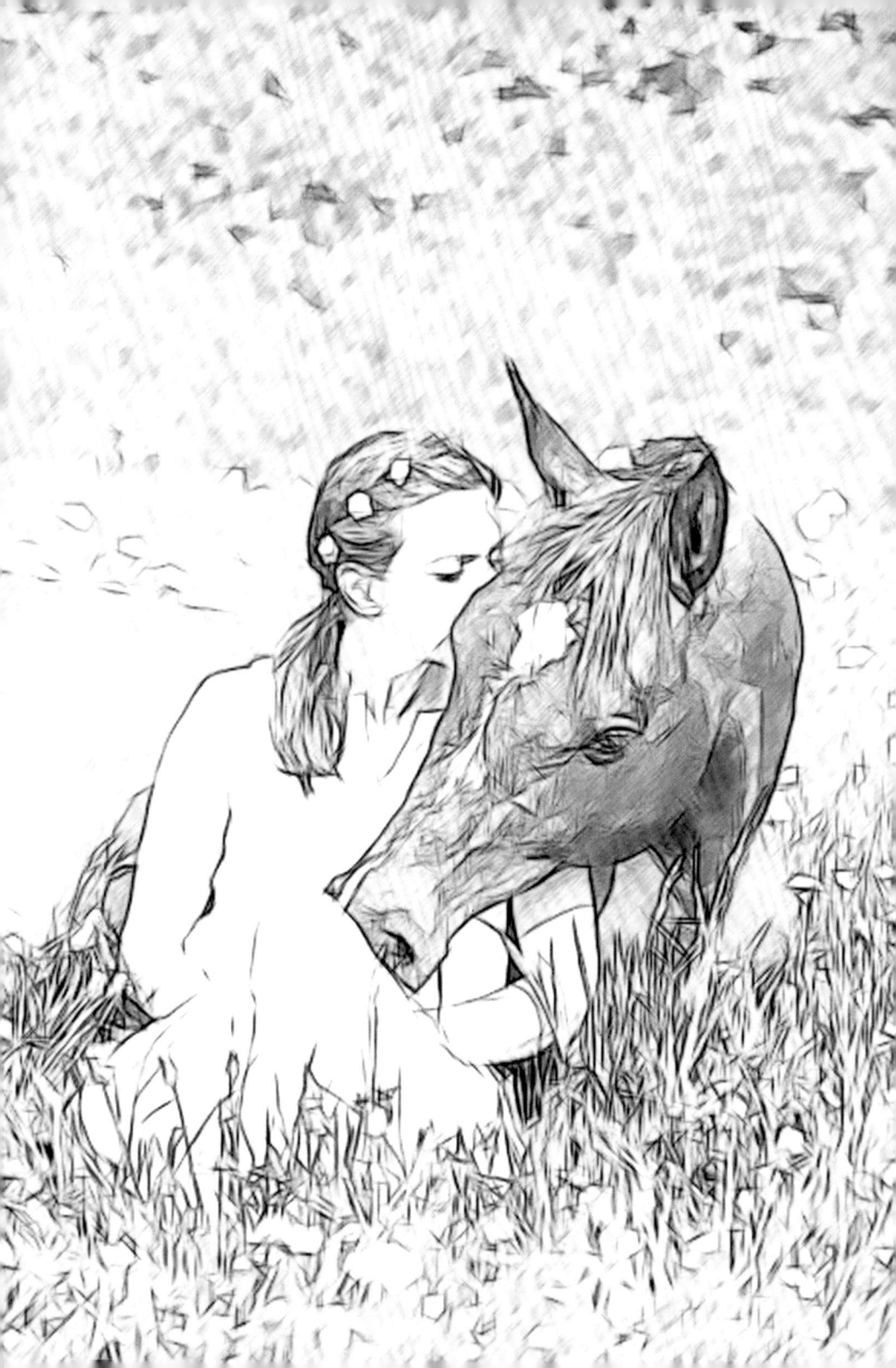

Geistführer

Nachdem ich die drei Naturreiche in der unteren Welt kennengelernt habe, bin ich nun bereit, meine erste Reise in die obere Welt zu starten. Ich bin ein wenig aufgeregt. Mein Verstand, wie es zu erwarten war, steht auch dieser Erfahrung sehr skeptisch gegenüber und will bereits im Vorfeld alles ins Lächerliche und Unglaubwürdige ziehen. Diese Vorgehensweisen kenne ich bereits zur Genüge. Der Verstand neigt dazu, alles, was er nicht „fassen", verstehen und in Schubladen pressen kann, als Unsinn abzutun. Ich habe gelernt, nicht mehr auf seine Argumente einzugehen, wenn ich es auf Gefühlsebene besser weiß als er.

Bevor ich mich auf die Reise begebe, wiederhole ich für mich dreimal meine Absicht: Ich reise in die obere Welt, um meinem Geistführer zu begegnen.

Aus der Geisteswissenschaft weiß ich, dass jeder Mensch einige Geistwesen (Engel) um sich hat, die ihm bei seiner geistigen Entwicklung zur Seite stehen. Diese Geistwesen dürfen jedoch nur dann helfend eingreifen, wenn der Mensch darum bittet.

Ich begebe mich über das Zählen von 10 bis 1 auf meinen Entspannungsort. Wie auch in den anderen Reisen, erwartet mich bereits mein Pferd. Diesmal ist es verändert. Nicht gleich kann ich erkennen, was es ist. Als ich näherkomme, sehe ich, dass es sich in einen Pegasus verwandelt hat. Mein Pferd hat enorme Flügel. Augenblicklich wird mir klar: Diese Reise werden wir fliegend unternehmen. Mein Pferd spürt anscheinend meine Zurückhaltung und lädt mich ein, näherzukommen. Es kniet sich so vor mich hin, dass ich bequem aufsteigen kann. Es ist sehr spannend für mich, auf einem Pferd mit enormen Flügeln zu sitzen und meine Aufregung steigt. Mein Pferd sendet mir beruhigende Energien und lässt mich wissen, dass es gleich losgeht. Plötzlich fliegen wir. Wir fliegen und fliegen und es wird immer lichter, feiner und ätherischer. Einige Male habe ich das Gefühl, so etwas wie „Barrieren" durchbrochen zu haben. Wir befinden uns inmitten des „Nichts". Um uns ist nur Licht.

Plötzlich sehe ich vor mir eine Gestalt. Ich steige von meinem Pferd ab und gehe auf die Gestalt zu. Es ist ein alter, knöcherner Indianer mit einem großen Federkranz, der aus blauen Federn gemacht ist und dem Indianer bis zu seinen Knien reicht. Ich frage ihn, ob er mein Geistführer ist. Er antwortet mir mit einem klar empfunden NEIN. Jetzt erklärt er mir, dass er mir helfen wird, aus meiner Gedankenhypnose herauszukommen, damit ich in der Lage bin, meinem Geistführer begegnen zu können. Auch erläutert er mir, dass ich noch viel zu sehr von meiner Verstandesaktivität beherrscht sei, um Erfahrungen in der geistigen Welt machen zu können. Das erscheint mir einleuchtend und bin gespannt, wie er es schaffen will, mich auf meinen Geistführer vorzubereiten. Er hat eine Trommel und lädt mich ein, mit ihm zu tanzen. Es ist kein Tanzen im üblichen Sinne, es sind vielmehr sehr gezielte Übungen zu den Trommelklängen, die es mir ermöglichen, ganz präsent meinen Körper wahrzunehmen und zu spüren. Nach einigen Minuten fühle ich mich sehr viel anwesender und die Welt um mich herum beginnt Formen anzunehmen. Es ist zwar noch sehr ätherisch oder lichtvoll und doch beginne ich, in Umrissen eine wundervolle Landschaft wahrzunehmen.

Von Weitem sehe ich eine Lichtgestalt auf mich zu kommen. Eine unbeschreibliche Schönheit geht von dieser Gestalt aus. Nun sehe ich das Gesicht. Es ist ein Gesicht von beispielloser Schönheit. Ich erahne, dass diese Gestalt mein Geistführer ist. Als er vor mir steht, erübrigt sich die Frage. Ich fühle mit einer klaren Sicherheit, dass diese Gestalt mein Geistführer ist. Ich frage ihn nach seinem Namen, den er mir auf nonverbalen Ebene kommuniziert: Raphael. Ich bin so überwältigt, dass ich weiter nicht in der Lage bin, mit meinem Geistführer in Kommunikation oder in Beziehung zu treten. Vielmehr fühle ich in mir den Wunsch, in die alltägliche Realität zurückzukehren. Der Wunsch hat bewirkt, dass mein Pferd sofort vor mir steht.

Ich bedanke mich bei meinem Geistführer, bei dem Indianer und bei der geistigen Welt für diese intensive Erfahrung, bevor ich abreise. Nun steige ich auf mein Pferd auf und wir fliegen nach unten. Nach einiger Zeit gelangen wir auf die Ebene meines Entspannungsortes. Angekommen bedanke ich mich auch bei meinem Pferd und zähle mich mit der „5 zu 1 Methode" in die alltägliche Realität zurück.

An diesem Tag brauche ich einige Zeit, um das Erlebte zu verarbeiten. Zu stark und zu erhaben waren die Eindrücke.

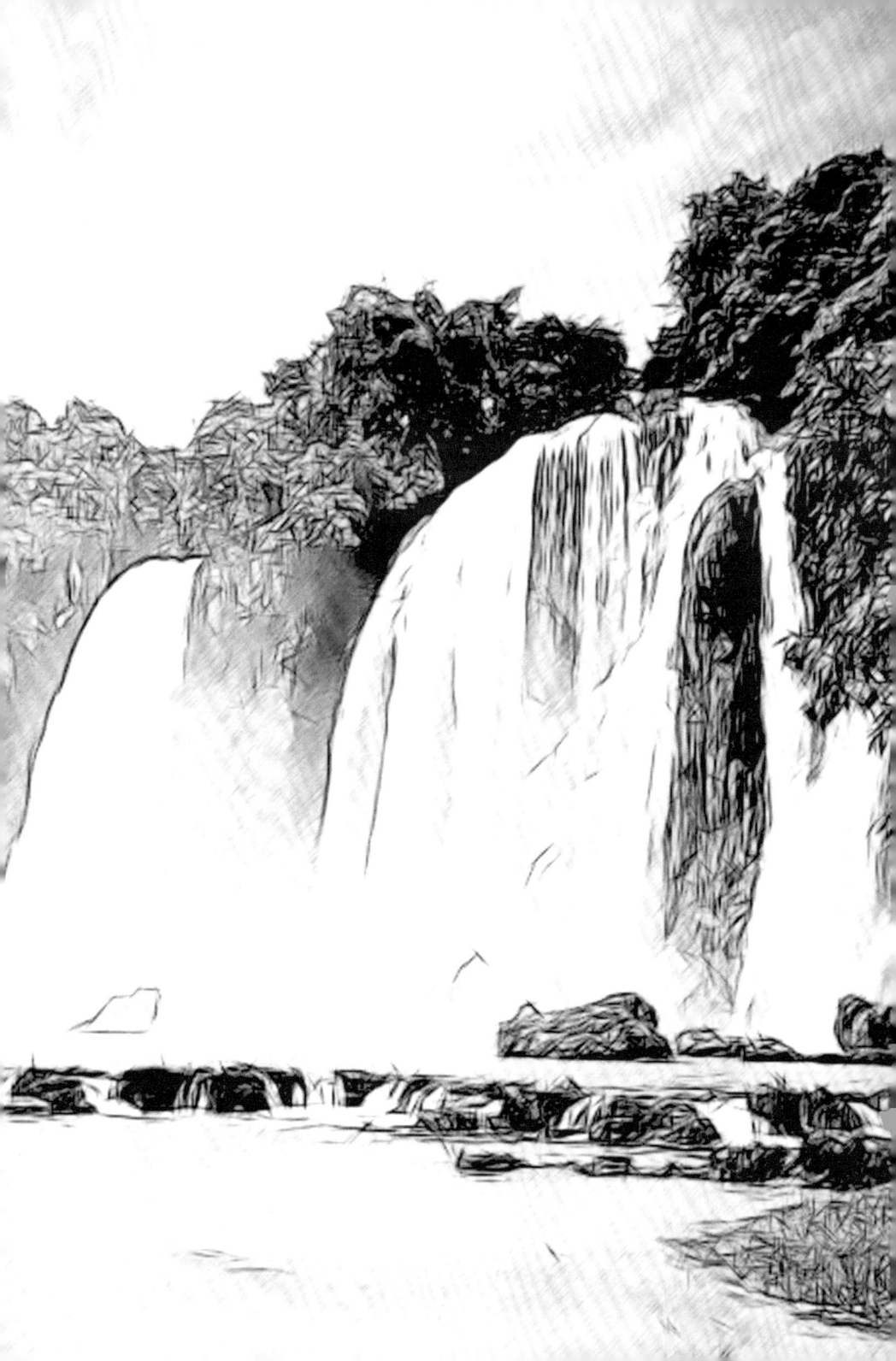

Mangel

Ich reise in die untere Welt mit dieser Frage: *Wie komme ich aus dem Mangel?*
In der Zeit meiner Wunschrealisation erlebte ich mich in einer Lebensphase, in der ich nicht sagen konnte, dass ich in der Fülle lebte. Nein, ich lebte im Mangel. Daher war diese Frage und deren Beantwortung für mich ein dringliches Anliegen.

Da viele Menschen nicht direkt im Mangel, aber eben auch nicht in der Fülle leben, möchte ich die Lehren und Mitteilungen aus dieser Reise hier übermitteln.

Ich schließe die Augen und wiederhole für mich dreimal die Absicht meiner Reise: Ich reise in die untere Welt mit dieser Frage an mein Krafttier: *Wie komme ich aus dem Mangel?* Nachdem ich mich mit der „10 zu 1 Methode" auf meinen Entspannungsort gezählt habe, erwartet mich bereits mein Pferd. Ich steige auf und die Reise beginnt in das Erdinnere. Ich kenne längst die Strecke, bleibe entspannt auf dem Rücken meines Pferdes und übergeben mich komplett dem Reiseverlauf.

Als ich an einer großen Lichtung meinem Bären begegne, sehe ich an seiner Seite ein Insekt. Als ich näherkomme, verwandelt sich das Insekt in ein kleines Mädchen. Beide, das Mädchen und mein Krafttier, führen mich eine Steigung hinauf in einen herbstlich anmutenden Wald und dann in eine Höhle. Mein Pferd wartet auf mich an der Stelle, an der mich die beiden abgeholt haben. In der Höhle zünden wir ein Feuer an und tanzen eine Weile um es herum. Danach führen mich die beiden raus aus der Höhle zu einem gigantischen Wasserfall.

Sie führen mich zum Ursprung des Wasserfalls auf eine Anhöhe, von der ich in die Tiefe des Wasserfalls springe. Unten angekommen warten bereits das Mädchen und mein Bär auf mich. Wir wandern gemeinsam einem Wasserlauf entlang, der aus dem Wasserfall führt. Der zunächst breite Wasserlauf wird mit der Zeit immer schmaler, bis sich ein kleines Rinnsal und daneben Pfützen bilden. Es wird mir erklärt, dass sich die Wasserpfützen von der gigantischen Wassermasse abgeschnitten haben und austrocknen, da sie von der Quelle getrennt sind.

Das Gleiche passiert auch den Menschen, die sich von ihrer Quelle, ihrem Ursprung, von Gott abgeschnitten haben.

Danach gehen wir zu einem gigantischen Baum – ein Baum unglaublichen Ausmaßes. In seiner Gegenwart fühle ich eine Kraft und Fülle, die unbeschreiblich ist. Wir halten uns bei dem Baum eine Weile auf, um in das Innere zu gelangen. Dort angelangt lassen wir uns an den Wurzeln weiter ins Erdinnere gleiten. Die Wurzeln sind gigantisch, die Verzweigungen und Verwurzelungen unendlich. Immer tiefer dringen wir ins Erdinnere, bis wir das rot pulsierende Herzzentrum der Erde erreichen. Dort erkenne ich eine kniende, dicke, nackte Frauengestalt mit enormen Brüsten. Der Anblick dieser Frauengestalt bewegt mich im tiefsten Inneren, ohne diese emotionale Berührung benennen zu können. Die Frauengestalt übermittelt mir, dass ich mich mit dem Baum verbinden soll, zu diesem Baum werden soll und alle Qualitäten und Stärken des Baumes werden die meinen.

Ein dünner, schwacher Baum muss sich den Winden beugen, sprich den äußeren Einwirkungen. Ein solch gigantischer Baum dagegen hält den Naturgewalten stand und tritt diesen mit seiner Stärke entgegen.

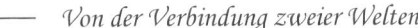

Um in die Fülle zu kommen, ist es wichtig, sich mit der Ur-Quelle, mit Gott zu verbinden.

Damit Du Dich mit der Ur-Quelle, mit Gott verbinden kannst,
musst Du Dich mit Deiner Seele verbinden. Das Bild des
Wasserfalls und des gigantischen Baums sind Bilder,
die Dir die Fülle zeigen. Verbinde Dich mit der
Fülle überall dort, wo Du sie siehst.

Ich spüre, dass es Zeit ist, zurückzukehren und so gehen wir zu meinem Pferd, das mich wieder auf die Ebene meines Entspannungsortes bringt. Von da aus zähle ich mich mit der „5 zu 1 Methode" wieder ins Hier und Jetzt.
Nach dieser Reise fühle ich mich gestärkt und voller Kraft.

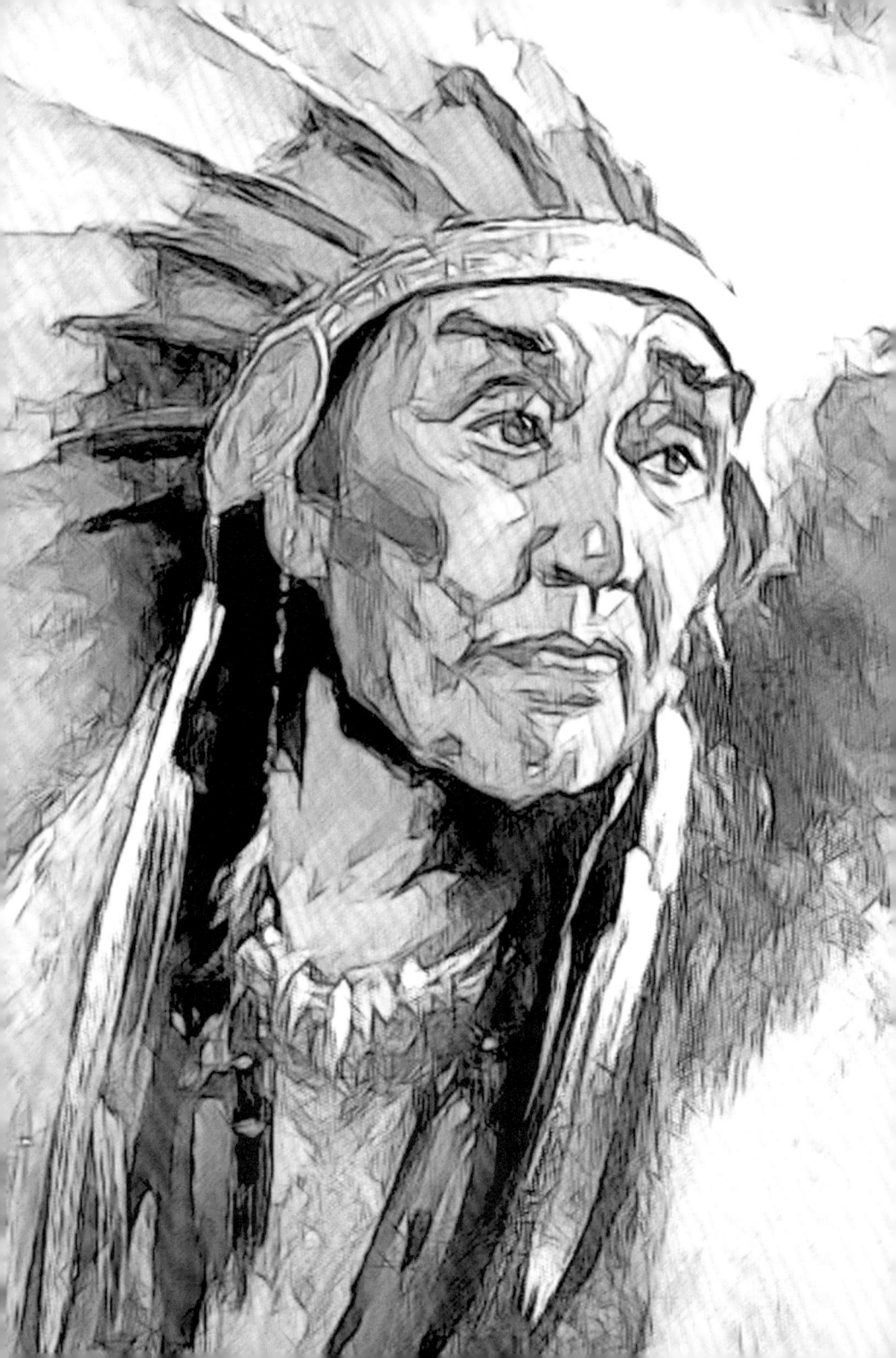

Heilung

Wie in den vorangegangenen Reisen, begebe ich mich auf die Ebene meines Entspannungsortes und werde dort bereits von meinem Pferd erwartet. Es bringt mich in die obere Welt. Dort treffe ich meinen Schamanen – es ist der alte knöcherne Indianer. Er teilt mir seinen Namen mit: Schuschu. Nun fordert er mich auf, mit ihm zu tanzen. Als er merkt, dass ich immer wieder ins Alltagsbewusstsein zurückfalle, lädt er mich ein, mich auf seinen blauen Federkranz zu konzentrieren. Ich sehe den Federkranz so deutlich, dass ich diesen nach der Reise zeichnen kann und noch heute diese Skizze besitze.

Nach einiger Zeit des Tanzens fordert Schuschu mich auf, mich auf eine Art Altar zu legen. Dieser ist lang genug, sodass ich mich bequem auf den Rücken legen kann. Nun führt Schuschu eine Operation am Hals bzw. an der Schilddrüse durch. (*Da ich während dieser Reisen an einer Schilddrüsenerkrankung leide, hatte ich in dieser Zeit immer wieder mit erheblichen Schwierigkeiten zu kämpfen.*) Ich spüre ein Ziehen – es fließt auf imaginärer Ebene Blut. Nun erkenne ich, dass die Operation nicht nur durch Schuschu durchgeführt wird, sondern noch drei weitere Schamanen anwesend sind. Während Schuschu rechts von mir steht, befindet sich ein weiterer links, einer am Kopfende und einer zu meinen Füßen. Jetzt werde ich nach links gezogen, nach rechts, dann nach oben und nach unten. Ich fühle mich wie ein Kreuz, das sich in die vier Richtungen ausdehnt.

*Es wird mir mitgeteilt, dass mein Auftrag
in der Kommunikation bestünde.*

Ich frage sogleich: Was soll ich kommunizieren? Sind es vielleicht meine Reisen und was ich während dieser Reisen erlebe? Und wieder frage ich mich: Gibt es nicht schon genug in dieser Richtung?

Als ich diesen Gedanken noch nachhänge, erscheint Raphael und wir gehen ins Nichts, ins Licht, denn es war absolut nichts zu sehen. Raphael erklärt mir, dass in der spirituellen Welt jenes entsteht, das in mir lebt. Er fährt fort, dass ich durch die Kraft der Visualisierung entstehen lassen kann, was ich mir wünsche.

In der „mittleren Welt", sprich in der materiellen Welt, sind
die Menschen ebenfalls Schöpfer ihrer Situationen,
doch ist der Schöpfungsprozess sehr viel träger
und langsamer als auf der spirituellen Ebene.

Daraufhin lasse ich einen wunderschönen Strand mit einem blaugrünen Meer entstehen. Mir erscheinen mein längst verstorbenes Pferd Dolly, zudem ich als Kind ein inniges Verhältnis hatte, meine verstorbenen Terrier Max und Pit sowie zwei weitere Hunde aus meiner Kindheit. Dann sehe ich meine Großmutter mütterlicherseits, die mir sagt, dass man hier in der spirituellen Welt schon seit geraumer Zeit auf mich wartet, denn es braucht nun viele Menschen, die sich bewusst entschließen, ein „Verbindungskreuz" zwischen den Welten zu bilden. Das Wiedersehen mit meiner verstorbenen Großmutter und meinen Tieren bewegte mich tief.

Danach säubert Raphael meine Außenlebenssphäre und gibt mir die Empfehlung, mich bei Fragen in alltäglichen Dingen an ihn zu wenden. Ich bedanke mich bei ihm und kehre auf die gewohnte Weise zurück.

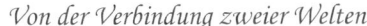
Am nächsten Morgen nach dieser Reise bekomme ich folgende Vision: Gott – als die höchste Energie, das reinste Licht – strahlt eine Hierarchie von Lichtgestalten aus, bis hinunter zum Stein. Die gesamte Natur ist eine „Ausstrahlung" Gottes. Die Elemente sind SEINE Ausdrucksformen. In jedem Blatt, jedem Stein in allem kann ich Gott finden.

Dann wird mir durch viele Bilder, Emotionen und nonverbaler Erklärungen gezeigt, dass ich mich in allem mit dem Geist Gottes verbinden kann und dies ganz speziell im Menschen.

Ich muss dazu nur mein Herz öffnen und kann mich so
von Herz zu Herz mit den Menschen verbinden.

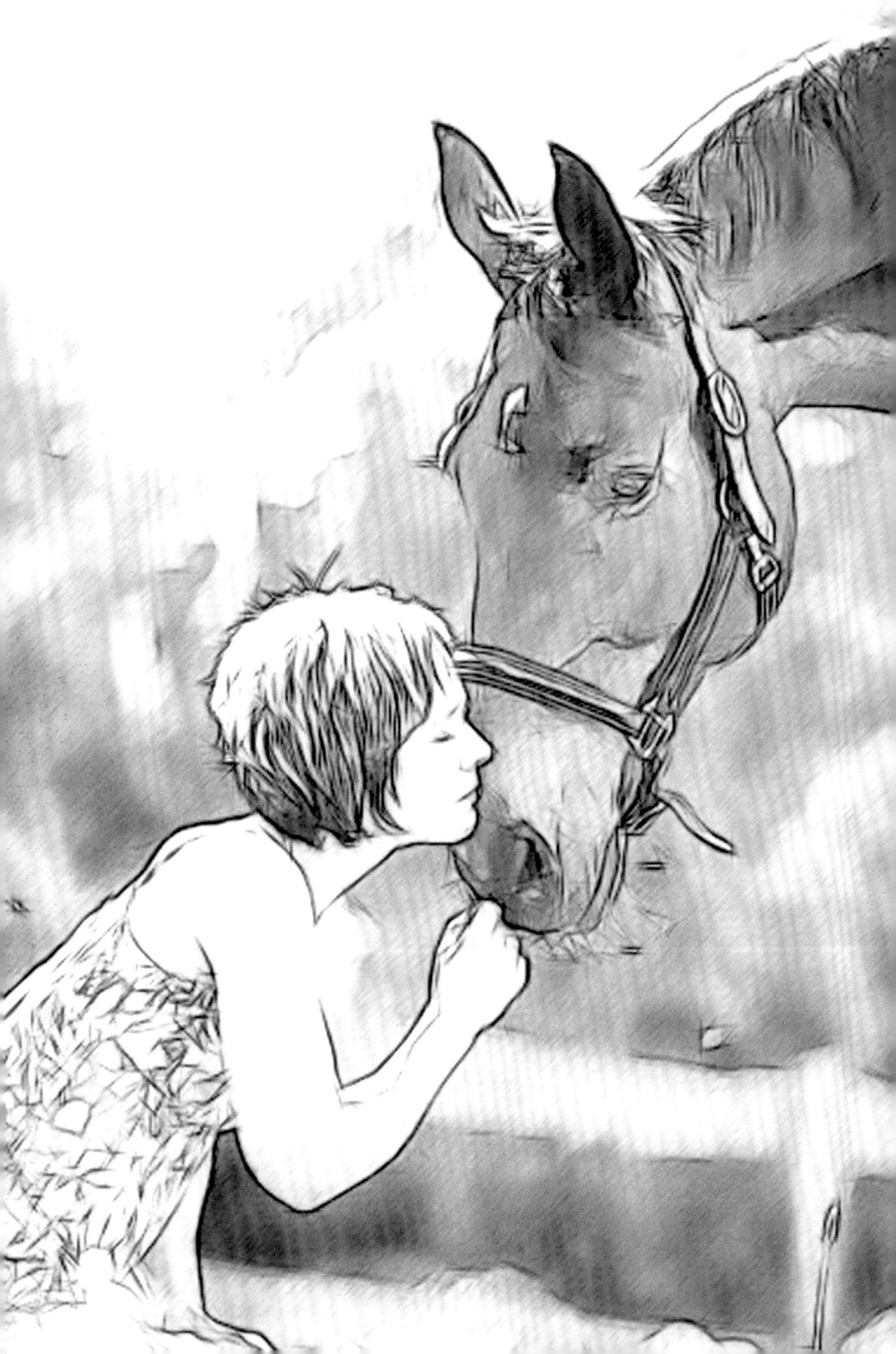

Herz

Ich begebe mich mit meinem Pferd auf die Reise in die obere Welt. Dort angekommen erwartet mich bereits Schuschu. Er lädt mich wie die anderen Male zum Tanzen ein, damit ich aus meinem Alltagsbewusstsein heraustreten kann. Mein Herz stolpert. Nach einiger Zeit des Tanzens nimmt er mein Herz heraus, um es danach wieder vergrößert einzusetzen.

Ich bin schon darauf eingestellt, Raphael zu begegnen. Schuschu vermittelt mir jedoch, dass ich mich nicht darauf verlassen könne, Raphael zu begegnen. Ich solle vielmehr frei sein von jeglicher Erwartungshaltung, damit ich mich auf das direkte Erleben einstellen könne.

Schuschu fährt mit seinen nonverbalen Belehrungen fort und erklärt mir, dass ich in der vorhergehenden Reise erfahren hätte, wie ich mich auf Herzensebene mit den Menschen und im Übrigen mit allen Kreaturen verbinden kann. In dieser Reise soll ich erfahren, wie ich mein eigenes Herz vergrößern kann, wie ich selbst ganz Herz werden kann.

Das Herz steht für die Liebe.

Nach einiger Zeit des Verweilens und des Zusammenseins mit Schuschu, spüre ich den Impuls zu gehen. Ich mache mich auf den Weg und nehme plötzlich eine Art Fensterluke wahr. Sie sieht aus wie ein Dachfenster. Ich steige durch diese Luke und bin im „Außen". Es ist eine riesige Kugel, auf der ich mich nun befinde, und mir wird klar, dass ich vorher im Inneren dieser Kugel war.

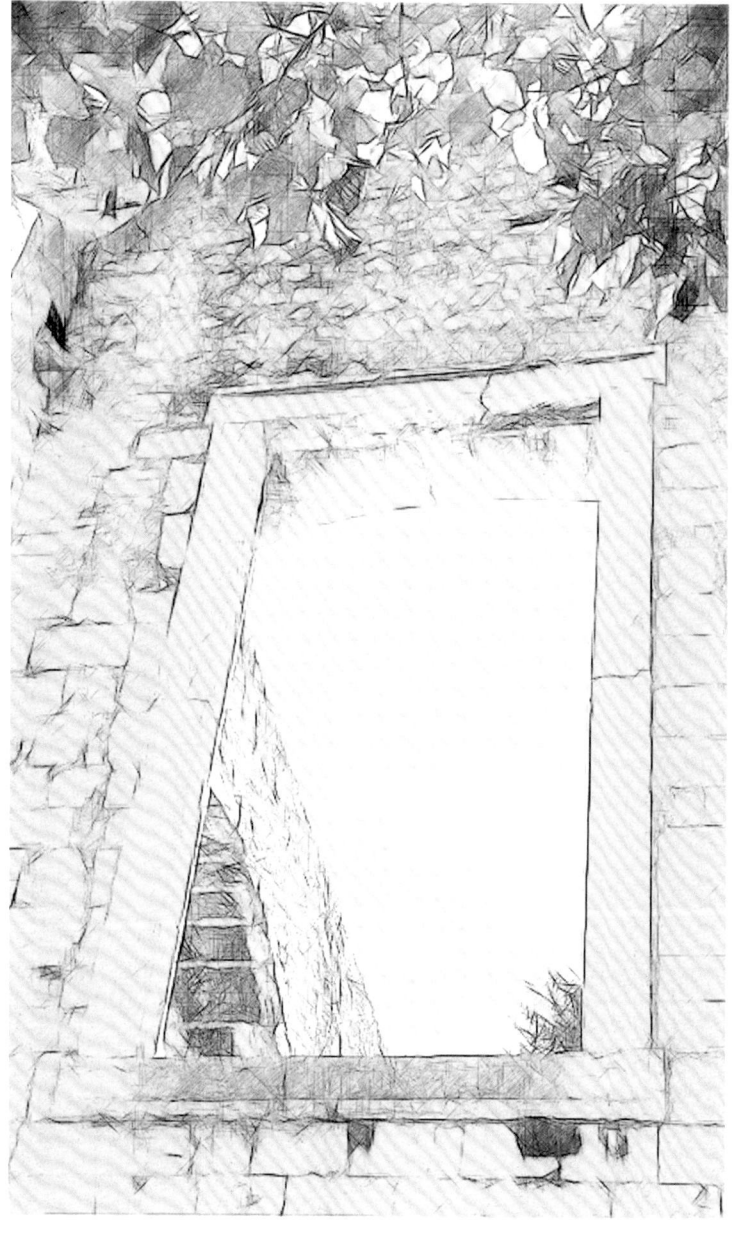

Nun ist auch Raphael bei mir und erklärt mir, dass sich die Menschen in einer Art unsichtbaren Kugel befinden. Eine Kugel, die sie umgibt und die sie von ihrer wahren Natur und ihrer Heimat des Unsichtbaren abschneidet. Die geistige Welt versucht ständig, Kontakt aufzunehmen, doch die Menschen schließen sich nicht nur in dieser Kugel ein, sondern sie „verhängen" sie auch noch, sodass sie vollkommen abgeschirmt, abgeschnitten sind und mit der Zeit „austrocknen", innerlich absterben.

Das Heraustreten aus dieser Kugel ist lebensrettend!
Werde ganz Herz durch Atemübungen. Trete aus der Kugel
heraus, um mit der unsichtbaren Welt kommunizieren zu können.

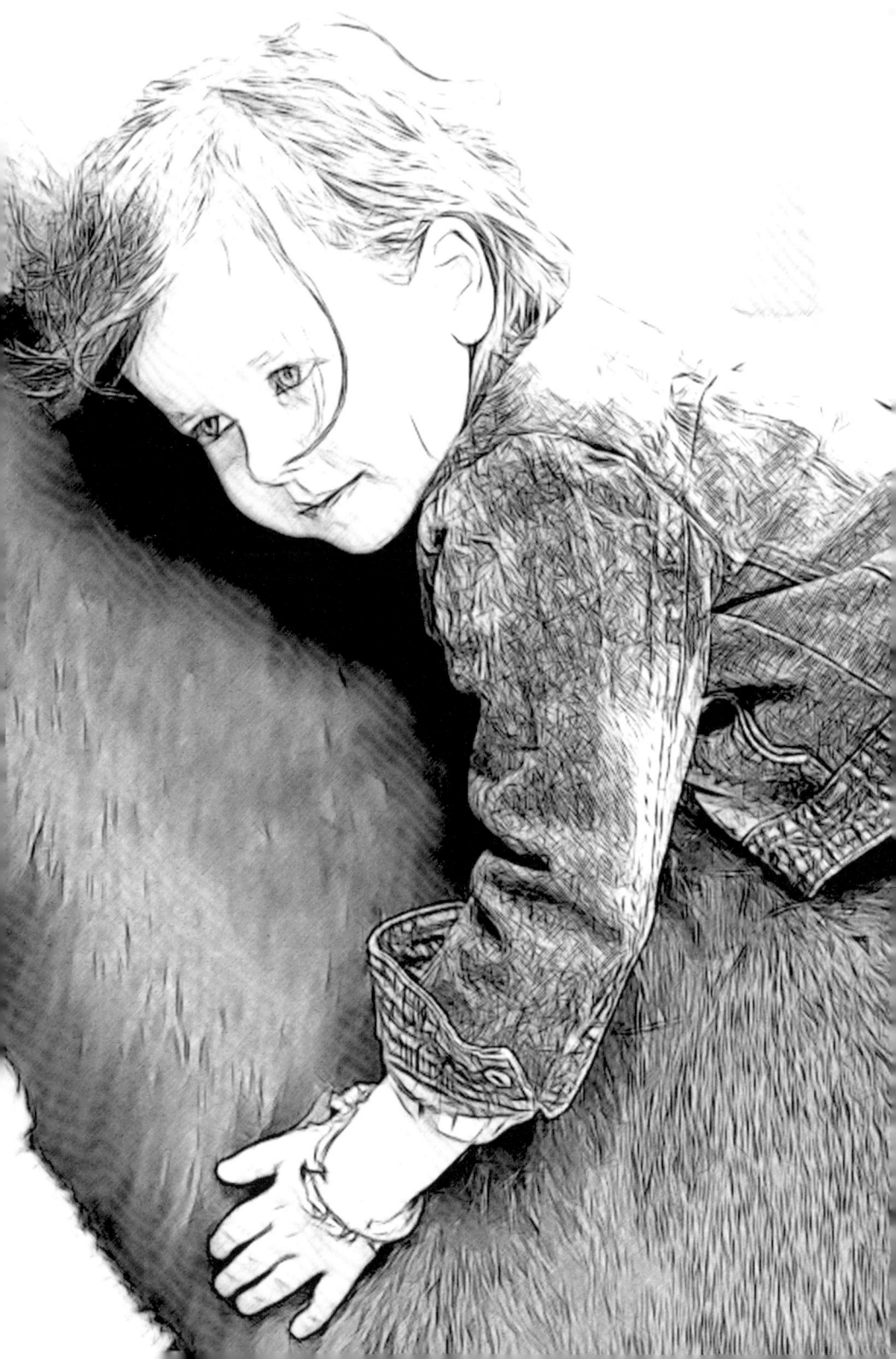

Kind sein

Mein Pferd bringt mich in die untere Welt, wo bereits Lilli, das kleine Mädchen, und Sagan, mein Krafttier Bär, auf mich warten. Es geschieht eine ganze Weile nichts, sodass ich die Zeit nutze, um mich einfach zu entspannen und neue Energien zu tanken.

Die beiden führen mich zu dem bereits bekannten Wasserfall, wo sich auch der Mammutbaum befindet. In dem Fluss, der aus dem Wasserfall führt, liegen viele Edelsteine, die ich bewundere, und ich danke für den Überfluss, den ich überall sehe. Ich versuche, ganz Herz zu werden, um mich mit Mutter Erde auf der Herzebene zu verbinden. Plötzlich beginnt eine Belehrung, die so reich und voller Informationen ist, dass es unmöglich ist, diese Informationsflut in ihrer ganzen Fülle in Worte zu fassen. Dies kann nur bruchstückhaft geschehen:

Ich soll wie ein Kind sein – so unschuldig, so vertrauensvoll, ohne Vorurteile, ohne eingefahrene Muster oder Gewohnheiten.

Einfach nur in jedem Moment sein, ganz einfach da sein, ohne irgendwelche gedanklichen Muster. Dann wird mir gezeigt, wie sich die Kugel, die ich in der vorherigen Reise erlebt habe, im Laufe der Zeit durch starre Gedankenmuster, Vorurteile und Gewohnheiten bildet. Vor allem wird diese Kugel durch übermäßiges Fernsehen, immer nur nach außen gerichtet sein, Denken im Kreis und durch Egomuster gebildet und verhärtet. Es fühlt sich plötzlich so an, als würden sich die Membranen meiner Kugel lösen und es bilden sich bunte Wurzeln zu allen Seiten. Dies ist ein herrliches Gefühl der Verbundenheit, der Einheit. Ich fühle, wie ich wieder ganz werde. Diese herrlichen Wurzeln, diese herrlichen Farben. Es ist sehr erfüllend.

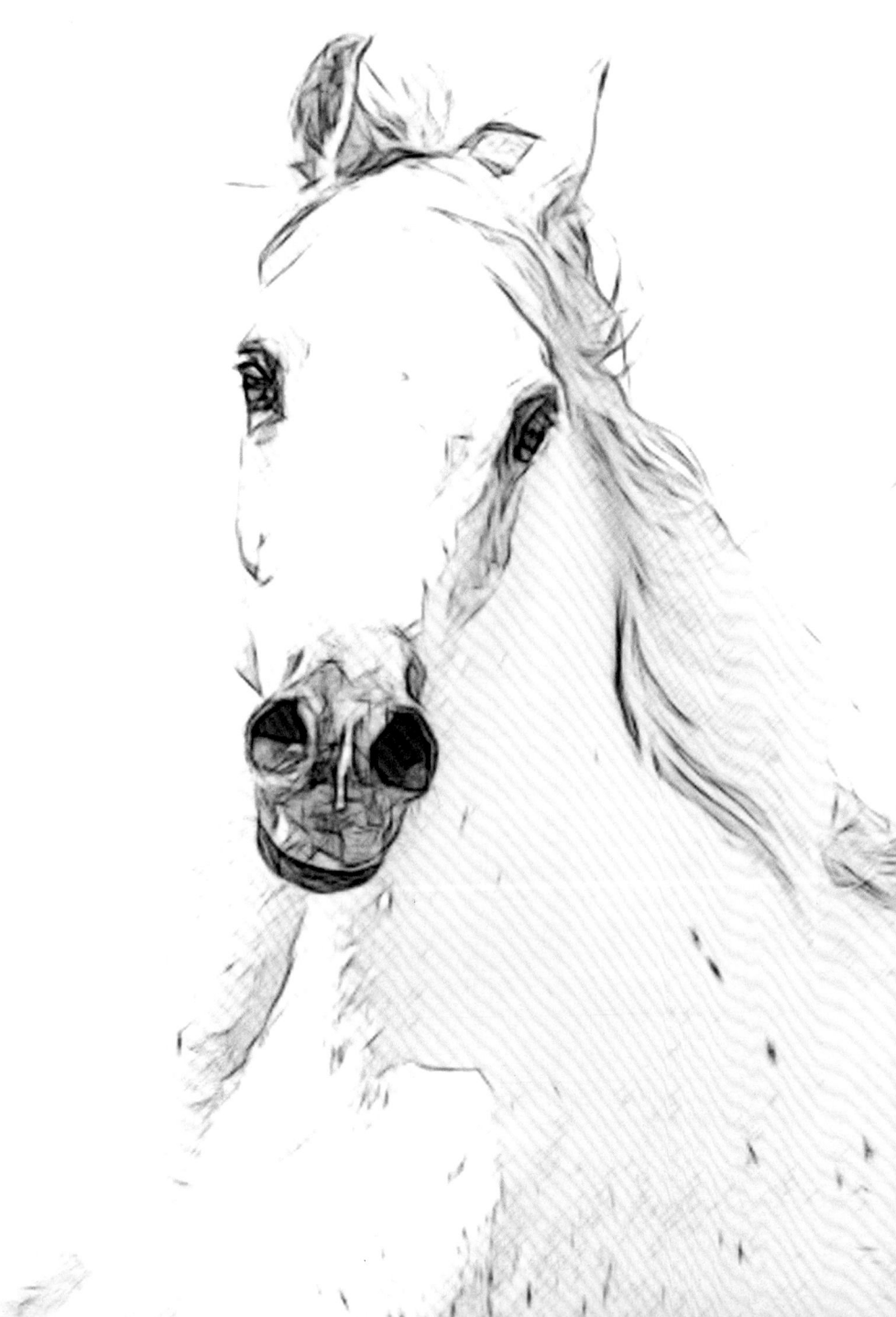

Seelenziele

Mein Pferd bringt mich auf die gewohnte Weise diesmal in die obere Welt, wo ich gleich meinem Geistführer Raphael begegne.

Sofort beginnt er mit seinen Mitteilungen:

Sein, du musst sein. Lichtsein. Übe dich im Lichtsein, im
Lichtessen, im Lichttrinken, im Lichtaufnehmen. Mit jedem
Atemzug sollst du Licht aufnehmen, sollst du dein inneres
Licht immer mehr entzünden. Konzentriere dich darauf,
ganz Licht zu sein – der Rest kommt von allein.

❖ Du machst immer den zweiten Schritt zuerst. Du arbeitest zu sehr an der Ausarbeitung eines äußeren Projekts. Du sollst jedoch erst ganz Licht sein, damit im Außen das entstehen kann, was entstehen soll.

❖ Kümmere dich nur um dein inneres Licht – lass es stark werden, lass es deinen ganzen Körper erhellen, lass das Licht hinausscheinen und deine Umwelt erhellen. Strahlen sollst du wie eine Sonne. Du sollst Erde und Himmel in dir vereinen.

❖ Du bist Vermittlerin zwischen Himmel und Erde und bringst Licht in die Welt. Alles soll von dir gesegnet sein. Bring Segnung und Licht in die Welt und die Welt wird dir das Licht, das du ihr gibst, zurückstrahlen.

❖ Das göttliche Prinzip kann sich auf vielfältige Weise in deinem Leben offenbaren. In manchen Fällen in Form einer Krankheit. Doch ist es stets der Mensch, der entscheidet, wie er auf die Dinge reagiert.

❖ Von einer höheren Warte aus gibt es weder „gut" noch „schlecht", sondern alles drängt nach oben, ans Licht, zu Gott. Alle Kräfte wollen dorthin. Auf der unteren Ebene läuft dieser Prozess sehr unbewusst ab und es können Ereignisse und Situationen entstehen, die für den Menschen negativ erscheinen. Doch auch das scheinbar Negative dient nur dem Zweck, dem Licht näherzukommen. So ist es nun auch in dir. Du denkst, es ist schrecklich negativ, krank zu sein, doch ist es zu deinem Segen, denn gelingt es dir, auf Gott zu hören, Gott zu folgen, dann kannst du die Segnungen von selbst scheinbar negativen Dingen erleben.

❖ Gib dich dem Jetzt hin. Gib dich dem hin, was gerade in diesem Moment ist. Verbinde dich, verschmelze mit dem jetzigen Moment.

❖ Du hast einen Knoten, weißt nicht, ob er gutartig oder bösartig ist. Verbinde dich mit der Energie des Knotens. Dein Körper versucht ständig, mit dir in Kommunikation zu treten, doch du behandelst ihn so, als würde er nicht zu dir gehören, als wärst du nicht dein Köper. Du bist zwar viel mehr als dein Körper, doch solange du hier auf der Erde lebst, bist du in deinem Köper. Je besser du dich mit ihm verbindest, desto besser kann er dir seine Botschaften übermitteln und desto besser verstehst du, was er dir mitteilen will. Denk nur, wie viele Vorteile es für dich und deine Gesundheit hat, wenn du weißt, was gut für dich ist und was dir nicht guttut.

Wer nicht eins ist mit seinem Körper,
kann seine Hinweise nicht lesen.

❖ Anfänglich hast du auf den Knoten mit Verdrängung reagiert und danach mit Ablehnung. Ich sage dir, verbinde dich, gib dich der Energie hin und höre zu, was sie dich zu lehren hat.

❖ Der Knoten ist entstanden, da du nicht auf die Botschaften deines Körpers gehört hast – jetzt ist der Ruf so stark geworden, dass du hinhören musst. Also geh aus der Verdrängung und Ablehnung hinein in die Hingabe. Gib dich dem hin, was ist und lerne – sei offen für die Botschaften.

Ich gehe über meine Absicht in den Knoten hinein. Ich spüre, dass sich dort viele Schmerzen und gleichzeitig viel Licht befinden. Ich spüre ein Mitgefühl, da ich nun fühlen kann, dass sich in diesem Bereich sehr viele Schmerzen und Verletzungen angesammelt haben. Ich fühle fast eine Liebe zu dem Knoten, da ich mich ihm hingebe, statt ihn einfach loshaben zu wollen. Immer klarer wird mir, dass ich viel lernen, erfahren kann durch die energetische Verbindung mit meinem Knoten. Ich gehe noch tiefer in den Konten hinein und plötzlich befinde ich mich in einer Wüste. Ich sehe diese Wüste nicht als einen Ort der Öde, sondern fühle eine Stille, die mir guttut. Es ist ein Ort der Erholung!

Ich spüre die Energie eines alten, sehr weisen Mannes. Es scheint, als wäre die Energie des Knotens selbst dieser alte Mann. Er gibt mir zu verstehen, dass er mich begleiten, mir Erklärungen und Belehrungen geben will – so, wie ich dies von ihm wünsche.

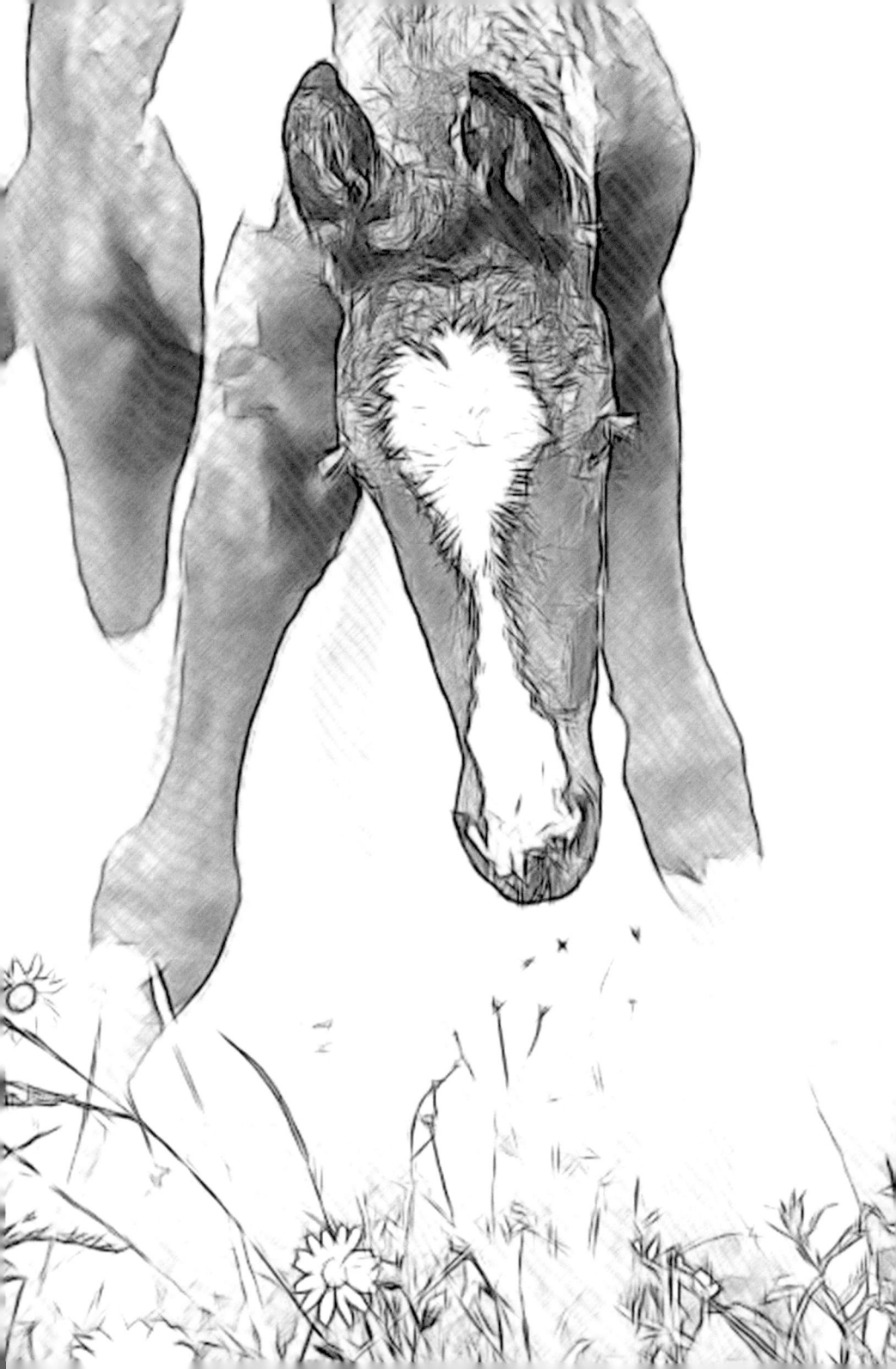

Wunschrealisierung

Wieder bin ich in der oberen Welt bei Raphael, der mir folgende Belehrungen übermitteln:

Geh langsam,
dann kommst du weit!

Und gleich kommt eine weitere Informationsflut:

❖ Zu weich, zu süß bist du. Keine klaren Grenzen kannst zu setzen und somit bist du für die anderen auch nicht wirklich wahrnehmbar – sie nehmen dich nicht ernst.

❖ Die Aggressionen, die du über die Jahre verdrängt hast, machten sich und machen sich nun als Angst Luft. Die unzähligen Formen von Angst, die dich dein ganzes Leben begleitet haben, entspringen der fehlgeleiteten Aggression, die du nicht gelebt hast. Immer warst du das „brave Mädchen", das sich allen Situationen anzupassen hatte und auch heute versuchst du dich anzupassen. Die fehlende Aggression in deinem Leben hat bisher auch bewirkt, dass du auf der materiellen Ebene nichts erschaffen konntest.

❖ Zu sehr und zu leicht lässt du dich von den Umständen umwälzen und kleinmachen, statt mit der Kraft der Aggression zu agieren.

Diese Weichheit macht sich auch im
Umgang mit den Pferden bemerkbar.

❖ Du gehst immer bis zu einem bestimmten Punkt vor, dann kommt Angst hoch und du machst einen Rückzieher. In deinem Leben fehlt die Kraft der Aggression. Aggression entsteht als gesunde Reaktion, wenn jemand oder etwas deine Grenzen überschreitet.

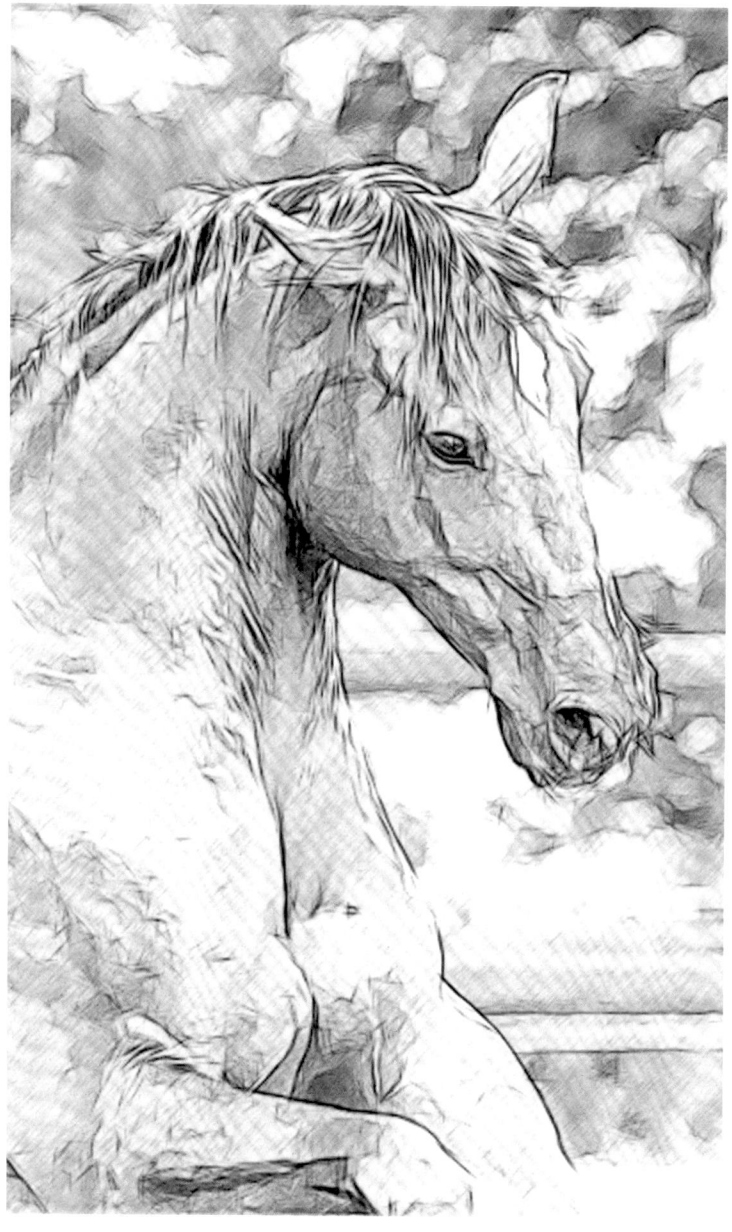

❖ Damit du deine Grenzen wahren kannst, kommt die Emotion der Aggression hoch, um dich auf das aufmerksam zu machen: *Jetzt musst du agieren, sonst wird deine Grenze überschritten und deine Wesenheit ist einer unerwünschten Energie ausgesetzt!*

❖ Damit du dich schützen kannst, musst du deine Grenzen kennen. Die Emotion Aggression gibt dir die notwendige Energie, um deine Grenzen zu schützen. Doch sollst du nicht aus der Qualität der Aggression reagieren, sondern nur die Energie aus der Aggression nehmen, damit du in der jeweiligen Situation handlungsfähig bist; die negative Emotion lässt du ziehen. Also im Auftreten der Aggression handelst du mit vermehrter Energie schnell und effizient und atmest die negative Energie über deine Wurzeln aus. Im umgekehrten Fall staut sich die Aggression an und du hast die oben beschriebene Situation.

❖ Immer hast du dieses süße Lächeln auf den Lippen, auch dann, wenn es nichts zu Lächeln gibt. Nur nicht deine eigene Meinung mit Nachdruck ausdrücken, um keine „ungute Situation" entstehen zu lassen. All zu leicht fällst du in die Opferrolle, um nicht die Energie der Aggression spüren zu müssen.

❖ Die neutrale Energie aus der Emotion Aggression zu nehmen, bedeutet, dass du Grenzen setzen kannst, dass du dich behaupten kannst. Es bedeutet, dass du deine Wünsche und Ziele in die Tat umsetzen kannst und dass du deine Meinung kundtun kannst, dass du in deiner authentischen Seins-Ebene erstarkst.

Die Aggression bringt die Energie der Kraft und Entscheidungsmacht – doch nur, wenn wir die reine Energie aus der „Hülse" Aggression nehmen.

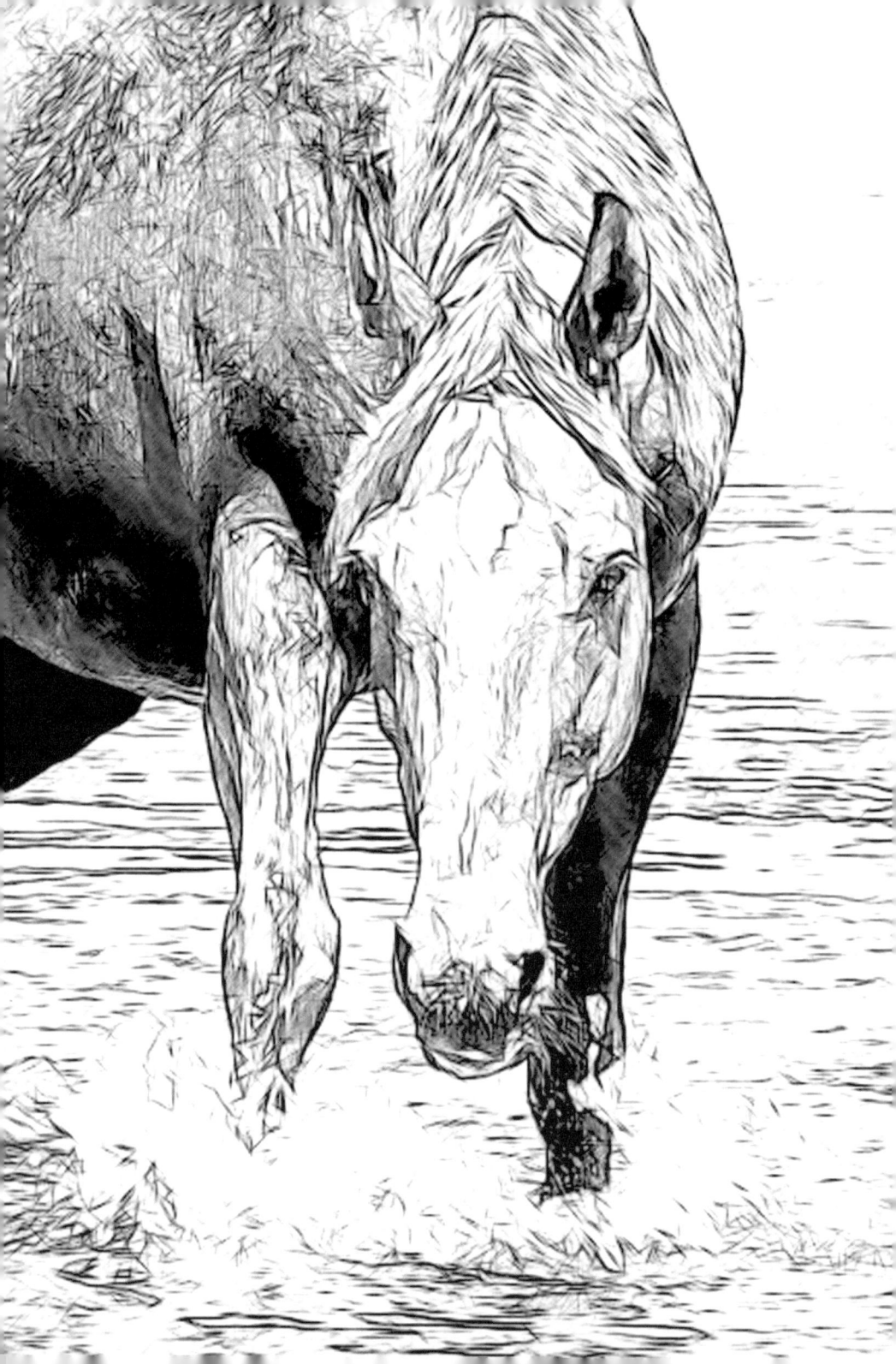

Gefühle

Ich reise mit meinem Pferd wieder in die obere Welt. Als ich Raphael begegne, frage ich ihn: *Was haben Gefühle für eine Bedeutung und wie soll ich mit ihnen umgehen?*
Ich werde sofort von Raphael auf einen sehr hohen Berg begleitet, um dort zu einer Quelle gebracht zu werden. Das Wasser dieser Quelle ist glasklar und versprüht eine Reinheit, die ich in den tiefergelegenen Bereichen auf der Erde nie gesehen habe. Nun wird mir gezeigt, wie dieses Wasser während des Fließens nach unten viele Mineralien, Steine und Schlamm mit sich spült. So wird mir wieder durch einen sehr reichen Informationsfluss erklärt, dass das Wasser, wenn es unten angekommen ist, nicht mehr so rein ist wie in seinem Ursprung. Auf seinem Weg kann das Wasser regelrecht durch Schlamm oder andere Gegenstände schmutzig und voller Schlackenstoffe sein; es ist jedoch immer das gleiche Wasser.

Dieses Bild soll mir als Analogie dienen, um meinen eigenen Ursprung und meine Existenz besser verstehen zu können, damit ich einen Zugang zu meiner „inneren Quelle" finden kann.

Weiter wird mir erklärt, dass meine Konditionierungen, Gewohnheiten, die Rollen, die ich unbewusst und bewusst im Leben interpretiere, meine inneren Blockaden und Begrenzungen sind. Sie sind vergleichbar mit den Schlackenstoffen, die das Wasser während seiner Reise ins Tal mitnimmt. Um so rein zu werden wie das Wasser an seiner Ursprungsquelle, muss auch ich zurückkehren zu meinem inneren Ursprung. Damit ich das tun kann, helfen mir meine Gefühle.

Gefühle sind wertvolle Hilfen, denn sie zeigen uns
den Weg zurück zu unserem Ursprung.

Sind wir in Kontakt mit unserer „inneren Quelle", dann sind wir glücklich im Sein. Dieses Glücklichsein ist unabhängig von äußeren Gegebenheiten und entspringt unserer Quelle.

Sind in uns dagegen Gefühle wie Traurigkeit, Wut, Unzufriedenheit, Angst und viele andere negative Gefühle, dann sollten wir auf diese Emotionen hören, denn sie wollen uns etwas übermitteln.

Gefühle sind die Sprache der Seele. Sie wollen uns den Weg
weisen hin zu unserer inneren Quelle, die rein und klar ist.

Wir wollen jedoch in aller Regel nicht auf unsere Gefühle hören. Wir unterdrücken diese in dem Glauben, dass sie damit nicht mehr existieren. Das Unterdrücken funktioniert nur für eine gewisse Zeit; früher oder später wird der Druck im Unterbewusstsein zu groß werden und es kommt buchstäblich zu einer Explosion. Diese sieht bei jedem Menschen anders aus: Bei dem einen kann es sich als Burnout manifestieren; bei einem anderen in einem Unwohlsein, einer inneren Leere, die sich nicht mehr durch äußere Maßnahmen übertünchen lässt. Es gibt viele Formen dieser Explosion.

Raphael gibt mir noch den Rat, meine Gefühle im Moment des
Entstehens um ihre Botschaft zu befragen und dann auszuatmen,
damit ich nicht aus der negativen Qualität heraus handle.

Danach verabschiede und bedanke ich mich wie gewohnt und kehre auf die Ebene der alltäglichen Realität zurück.

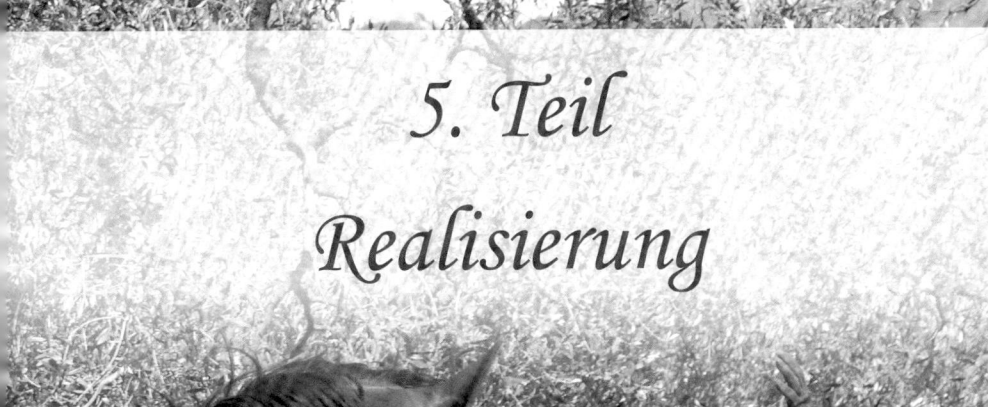

5. Teil

Realisierung

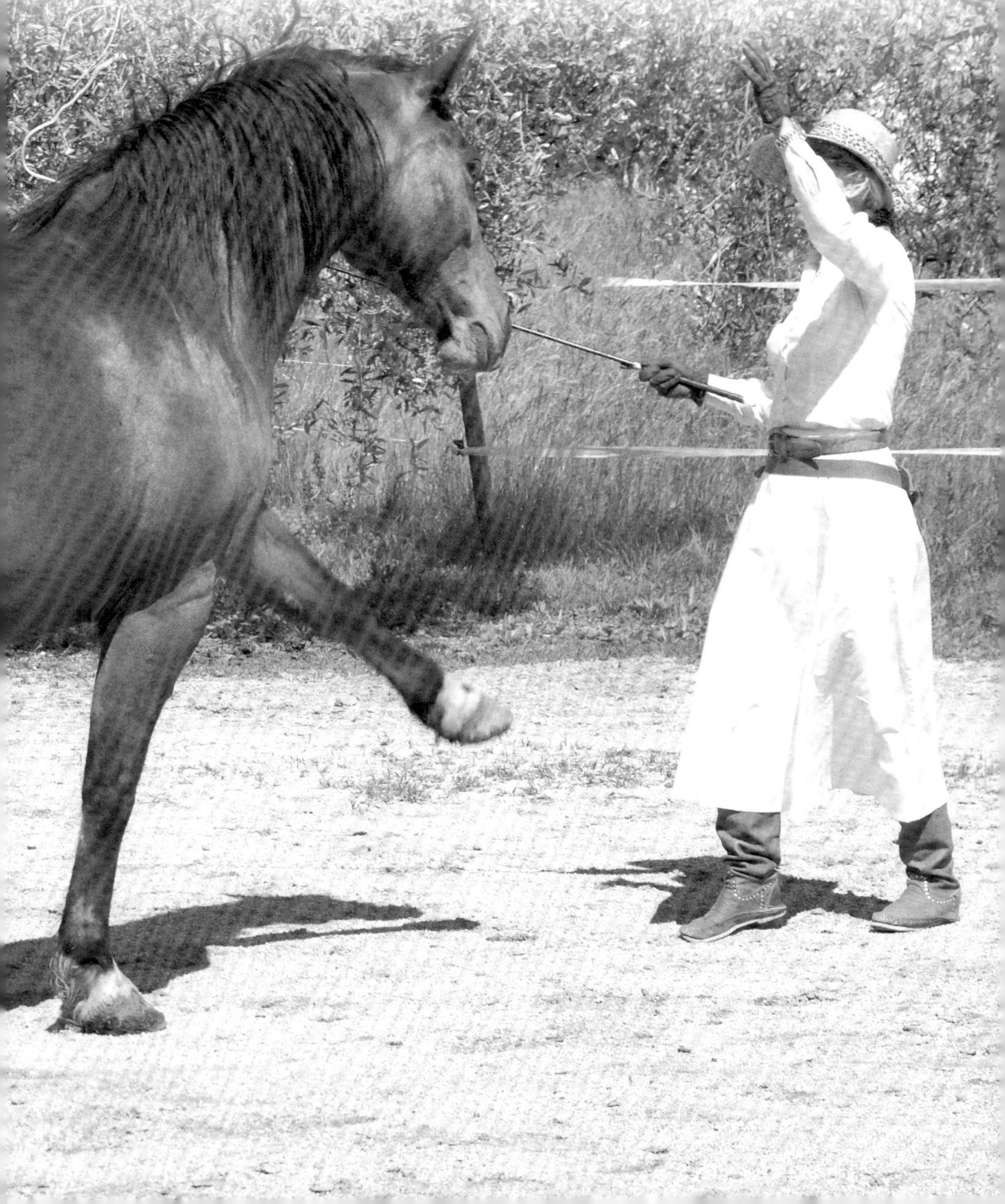

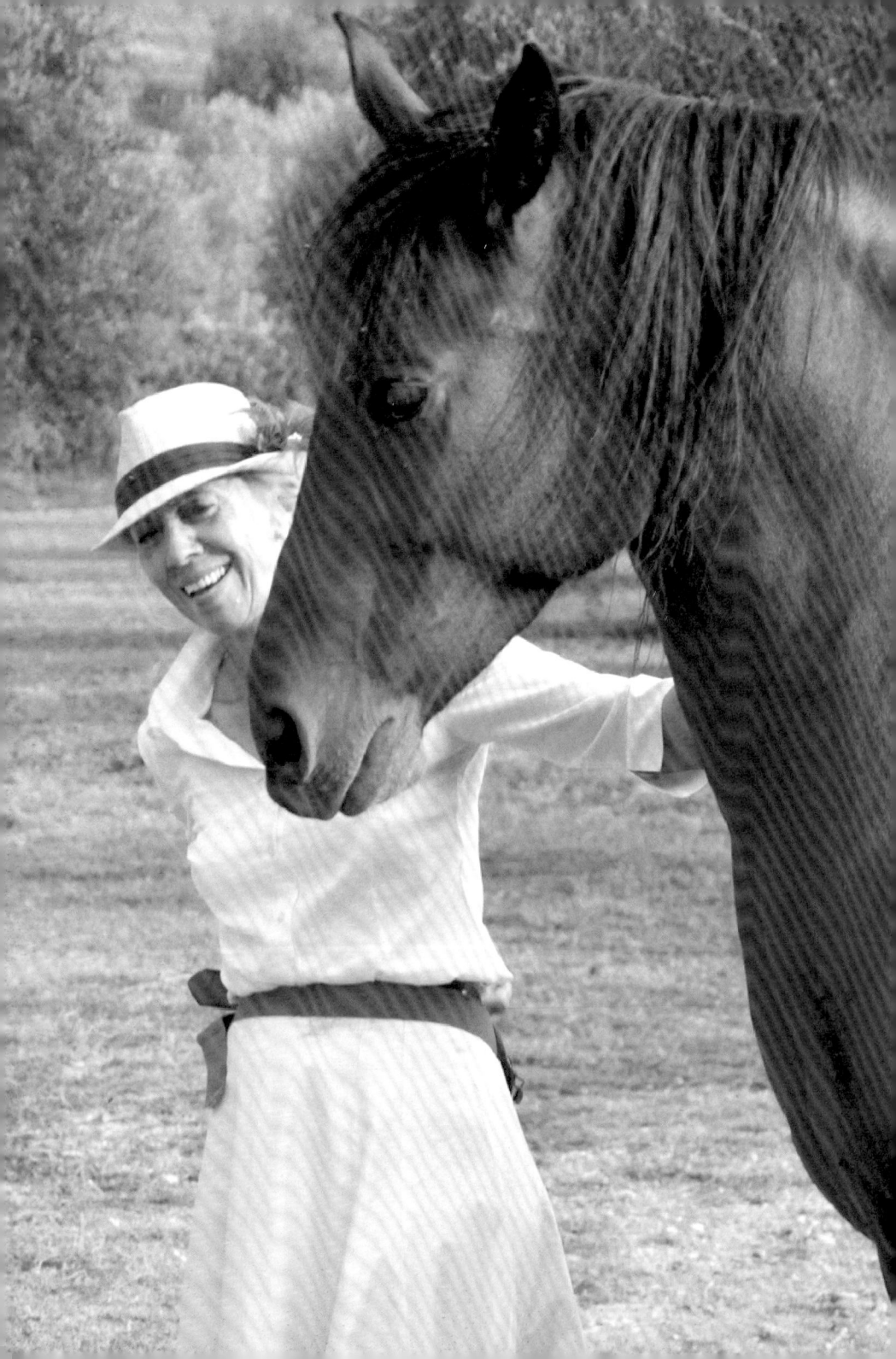

Belehrungen aus der Stille

Die folgenden Texte sind während meiner Gesundungsphase und der Realisierungsphase meines Wunsches, mit Pferden und Menschen zu arbeiten entstanden. In diesen Monaten und Jahren fühlte ich mich intensiv als Schülerin meines Pferdes. Ich wusste in dieser Zeit noch nicht, wohin mich der Weg führt. Ich spürte nur eine große Liebe zu den Pferden und einen unwiderstehlichen Wunsch, so viel Zeit wie möglich mit meinem Pferd zu verbringen. Dieser Wunsch wurde letztlich so stark, dass ich ihn als Wegweiser erkannte, der mich in eine berufliche Richtung mit Pferden weisen wollte.

Viele Stunden hielt ich mich bei meinem Pferd auf und erkannte, dass das einfache Zusammensein mir ermöglichte, einen besonderen Bewusstseinszustand zu erringen.

Ich trat in die innere Stille ein, die frei von Gedanken, Gefühlen oder inneren Inhalten ist, sodass ich in dieser Stille in Kontakt kommen konnte mit meiner authentischen Seins-Ebene.

Diese authentische Ebene zeichnet sich aus durch „pures Sein". Ich denke, wir können diesen Zustand als „paradiesisch" bezeichnen, da wir in dieser inneren Stille frei sind von Blockaden, Mustern, Inhalten und Zwängen, die uns immer wieder in irgendeine Richtung pressen und uns auf irgendeine Art gefangen halten wollen.

In diesen Momenten der Stille habe ich immer wieder Fragen gestellt, da ich im Außen den Weg nicht erkennen konnte. Die Belehrungen und Mitteilungen, die ich in diesen besonderen Momenten erhielt, haben nicht nur für mich Gültigkeit. Jeder kann sie erringen.

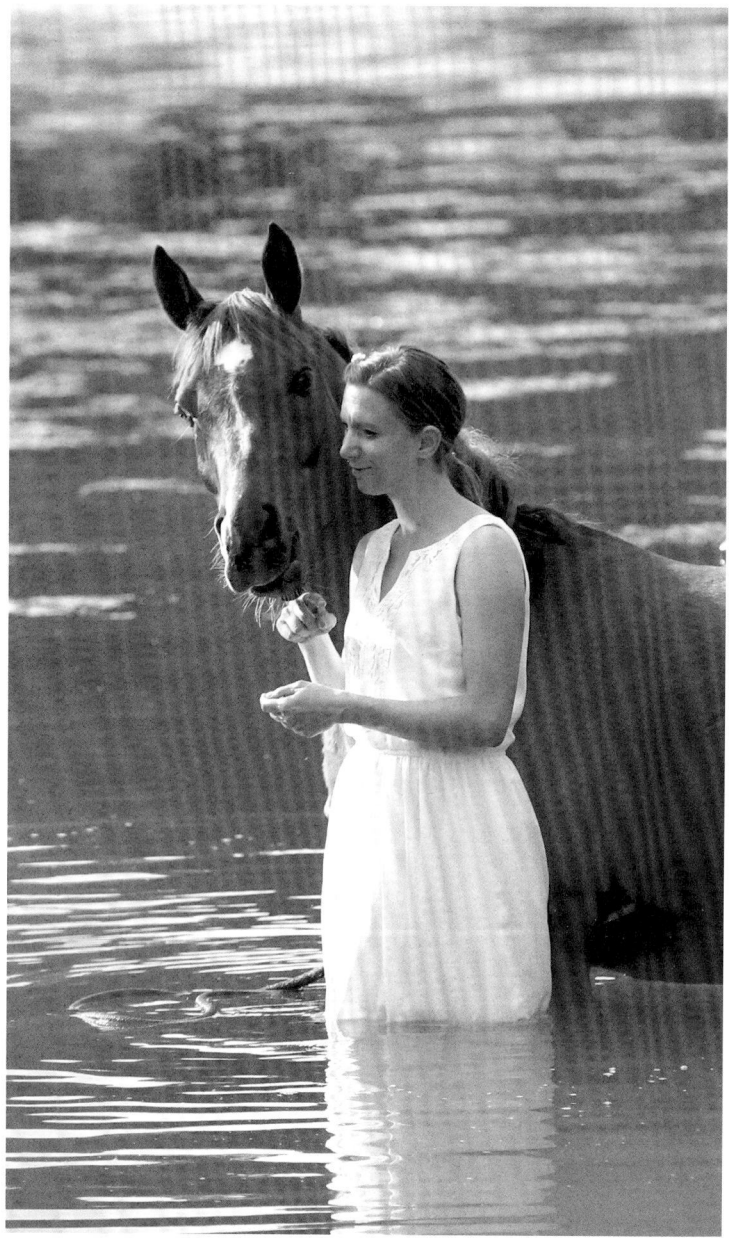

Die Gegenwart der Pferde erleichtern den Zugang zur inneren Stille enorm, da sie uns aus unserer Gedankenhypnose heraushelfen und eine Energie verbreiten, die es uns ermöglicht, in den Zustand der „inneren Stille" einzutreten.

Wir alle verfügen über ein kleines Ego, das sich nur zu gerne an der Oberfläche der Dinge festzuhalten sucht, denn es kennt die Dimension der Stille nicht.

So können die Mitteilungen und Gedanken für Dich, liebe/r Leser/in, eine Hilfe sein, um selbst diesen Zustand herzustellen. Ich möchte Dir damit Mut machen, diese innere Stille in Dir zu entdecken. Ich möchte Dir Mut machen, diese Stimme zuzulassen, um daraus für Dich wertvolle Informationen und Mitteilungen für das ganz alltägliche Leben zu beziehen.

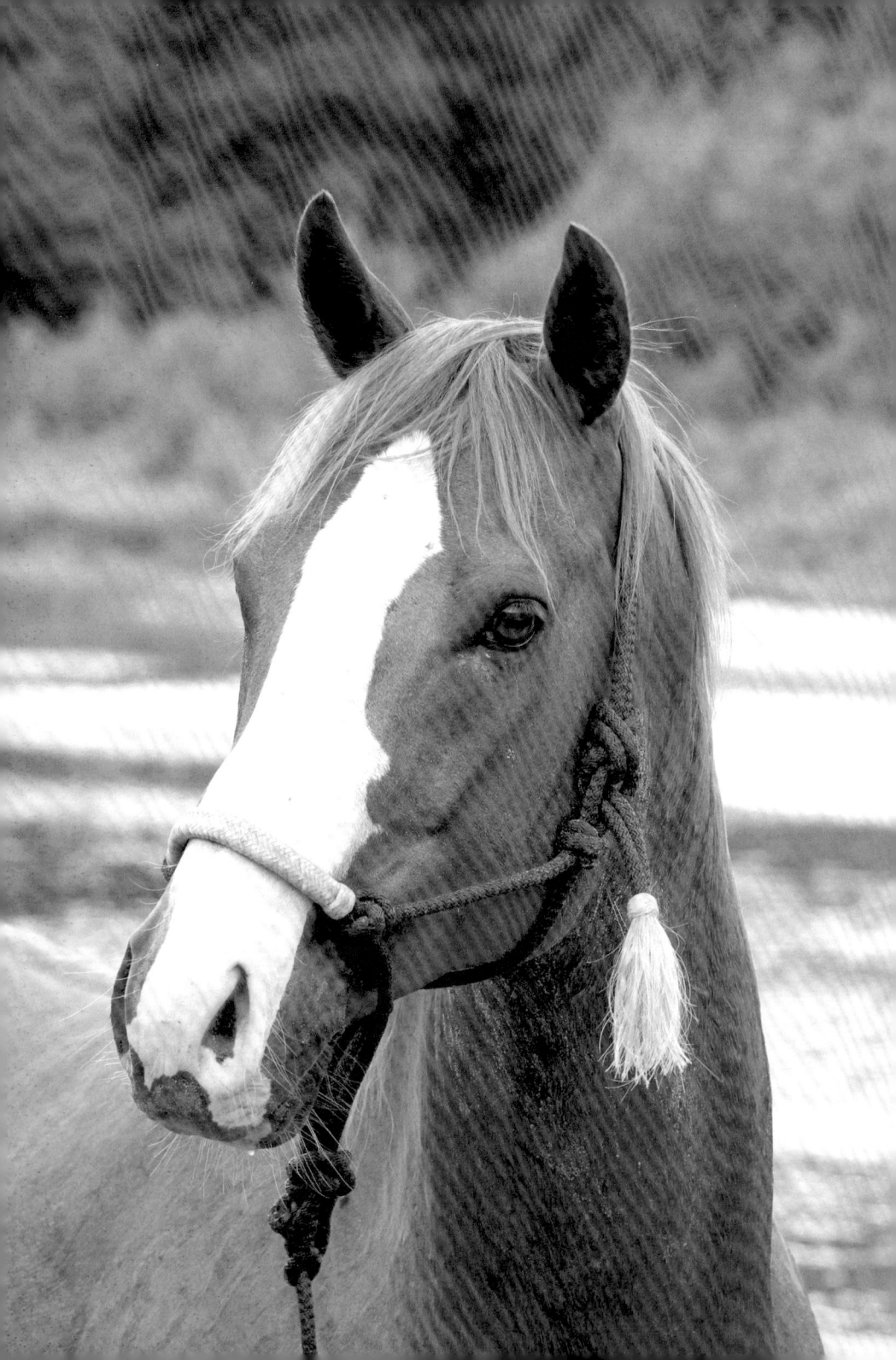

Meinen Wunsch verwirklichen

Meinen Wunsch verwirklichen – das habe ich mir vorgenommen. Ich will mich von meinen konditionierten Seins-Anteilen nicht mehr kleinmachen lassen. Meinem Ego ist es bisher gelungen, mich immer wieder davon zu überzeugen, dass ich vieles nicht kann und erst gar nicht zu versuchen brauche.

Nach Monaten der Besinnung und des Innehaltens ist in mir der Wunsch klar: Ich will mit Pferden arbeiten!

Ich weiß noch nicht wie, wo und auf welche Weise sich mein Wunsch realisieren wird. Zunächst werde ich eine Reihe von Kursen absolvieren – wie ich diese finanzieren werde, weiß ich auch noch nicht.

Ich vertraue auf das Leben, es wird mich unterstützen –
davon bin ich überzeugt.

Ich weiß nicht, wo und wann ich die fachliche Kompetenz errungen haben werde, um meine zukünftige Tätigkeit ausführen zu können. Ich spüre jedoch in mir den enormen Wunsch, mit Pferden und Menschen arbeiten zu wollen.

Unsere Wünsche, davon bin ich überzeugt, zeigen uns,
wo unsere Fähigkeiten und verborgenen Talente liegen.

Obwohl ich dieses große Ziel in mir trage, werde ich nicht ständig gedanklich bei diesem verweilen, sondern vielmehr will ich im Moment leben und diesen einen Moment in vollen Zügen leben.

Ich will von Moment zu Moment einfach sein –
glücklich sein.

Vater, ich möchte ganz und gar Dir dienen. Ich verspüre den Wunsch,
mich in Deine Obhut zu begeben, denn das Leben ist zu schwierig und
kompliziert, um es ohne Deine Hilfe bewältigen zu können.
Ich spüre in mir die Aufgabe, den Menschen Mut und Zuversicht zu
spenden. Ich bitte Dich um Führung, denn ich möchte nur Deiner An-
weisung folgen, gewiss, dass diese mir Frieden bringt. Lass mich bitte
Deine Intentionen verstehen; lass mich verstehen, worin meine Auf-
gabe besteht. Sollte mein Wunsch mit Deiner für mich gedachten In-
tention übereinstimmen, so bitte ich Dich, die Umstände zu regeln,
damit ich eine Arbeiterin in Deinem „Weinberg" sein kann.

Bei diesem Gebet spielt mein Verstand verrückt. Er lacht mich aus,
macht mich lächerlich, sagt mir, was ich doch für eine Idiotin bin. Wie
kindisch und kleingeistig ich sei, mich auf Gott verlassen zu wollen.
All meine Probleme IHM überlassen zu wollen und zu glauben, nur
durch das bewusste Leben im Hier und Jetzt und das daraus resultie-
rende Glücklichsein würden genügen, um ein Leben in Frieden führen
zu können. Mein Verstand sagt darüber hinaus, dass ich eine Faulenzerin, eine Person bin, die keine Aktionen setzt, die passiv alles hin-
nehmen will. Er argumentiert, dass mein Leben mehr Tätigkeiten be-
nötige, dass ich viel mehr arbeiten müsse, hart arbeiten. Wie dumm
ich doch sei.

Ich höre mir die Stimme meines Verstandes an,
ohne von ihr verschlungen zu werden.

Einige Tage später stellt sich dennoch immer wieder die Stimme meines Verstandes ein, die mir einreden will, dass es völlig unrealistisch sei, meinen Wunsch, mit Pferden arbeiten zu wollen, zu verfolgen. Die Aussagen meines Verstandes sind natürlich aus rein intellektueller, verstandesmäßiger Betrachtung sehr schlagkräftig:

1) Du musst eine sehr teure, intensive und lange Ausbildung absolvieren – und das in deinem Alter!

2) Du hast ja nicht mal die Voraussetzungen, um deiner Wunschtätigkeit nachgehen zu können!

3) Du hast wahrscheinlich nicht einmal die reiterlichen Fähigkeiten, um letztendlich erfolgreich deine Wunschtätigkeit ausführen zu können! (*Ich wusste damals noch nicht, dass man außer dem Reiten auch noch andere Aktivitäten mit Pferden machen kann.*)

4) Um die Voraussetzungen schaffen zu können, um deine Wunschtätigkeit ausführen zu können, benötigst du viel Geld! Wie willst du diese Summe auftreiben, da du ja nicht mal weißt, wie du die Ausbildung finanzieren kannst?

Ich höre mir die Argumente an und kann nur sagen: Es ist tatsächlich so, dass ich meinen Wunsch als ein unrealistisches Unternehmen sehen muss. Und doch weigere ich mich, es nur aus dieser Perspektive zu betrachten, da ich meinem Herzen folgen will. Ich habe dennoch einen starken Drang, mit Pferden und mit der Natur zu arbeiten. Daher bin ich nicht bereit, den Wunsch zu verdrängen.

Mein Vater im Himmel wird mir helfen, davon bin ich überzeugt.

Immer wieder versuche ich, nur im Moment zu leben, den jeweiligen Augenblick auszukosten. Kommen sorgenvolle Gedanken, die sich vor allem in der heutigen Zeit nur allzu schnell und leicht einstellen können, denn die Welt ist voller bedrückter Gedankenschwingungen, dann suche ich sofort Halt in IHM. Die Menschen stützen sich zu einem großen Teil auf äußere Sicherheiten. Nur zu lange haben wir als Menschen unsere Sicherheiten im Außen versucht zu finden. Meist durch Anhäufung von materiellen Gütern. Doch wie wenig diese äußeren Güter wirklich Sicherheit geben können, wird in unserer heutigen Zeit sehr gut bewusstgemacht.

Sicherheit kann ich nur im Innen finden – in mir selbst.

Je mehr ich in mich gehe und Sicherheit in mir – in Gott – finde, desto klarer erkenne ich die Sorgen und Nöte der Menschen. Im Außen brechen alte Strukturen zusammen. Die Menschen wissen nicht mehr, bei wem und wo sie Hilfe finden können. Sie wissen nicht um die Hilfe, die in ihrem Inneren bereitsteht.

Vater, auch ich werde immer wieder in diesen Strudel der sorgenvollen Gedanken hineingezogen, die mir einreden wollen, es ist alles verloren, es ist alles dem Untergang geweiht und ich muss mich vor allem um das blanke Überleben kümmern. Ich kann mir nicht erlauben, meinen Herzenswünschen nachzugehen.
Durch das Fokussieren auf Dich, gelingt es mir dann doch, wieder Mut zu fassen und mich auf die Aufgabe, die direkt vor mir liegt, zu konzentrieren.

Ja, mit Pferden möchte ich sein. Alles scheint um mich herum zusammenzubrechen. Alte Strukturen brechen auf. Die Wirtschaftskrise hat noch lange nicht ihren Tiefpunkt erreicht. Die Menschen haben Angst um ihr Geld und um ihre Zukunft. (*Wir befinden uns gerade in einer kritischen wirtschaftlichen Phase in Italien, in der alles zusammenzu-brechen scheint.*) Die gesamte Wirtschaft ist blockiert und geht auf den Nullpunkt zu. Ich habe den Wunsch, in der Natur mit Pferden zu sein und zu arbeiten. Mein Verstand macht sich aber lustig über mich.

Vater, darf ich mir diesen Wunsch erlauben?

Was deinem Verstand unmöglich erscheint, ist MIR und durch MICH möglich. Vertraue auf dein Herz, vertraue auf MEINE Stimme in dir und die Dinge werden sich nach MEINEM WIL-LEN regeln. Sorge du nur dafür, dass du im Jetzt lebst. Sei stets bewusst und achtsam, damit du jederzeit MICH erkennen und MEINEN WILLEN ausführen kannst.

Immer wieder will mich mein Verstand in tausend Sorgen und Be-fürchtungen verwickeln, die mit meinem Weg verbunden sein könnten.

Genau das ist der Prozess, damit du dich immer wieder von Se-kunde zu Sekunde, für MICH entscheiden kannst. Entscheidest du dich für MICH, dann sind Sorgen und Befürchtungen nicht mög-lich. Nur durch diesen Prozess wirst du stark in MIR und kannst deine Aufgabe erfüllen.

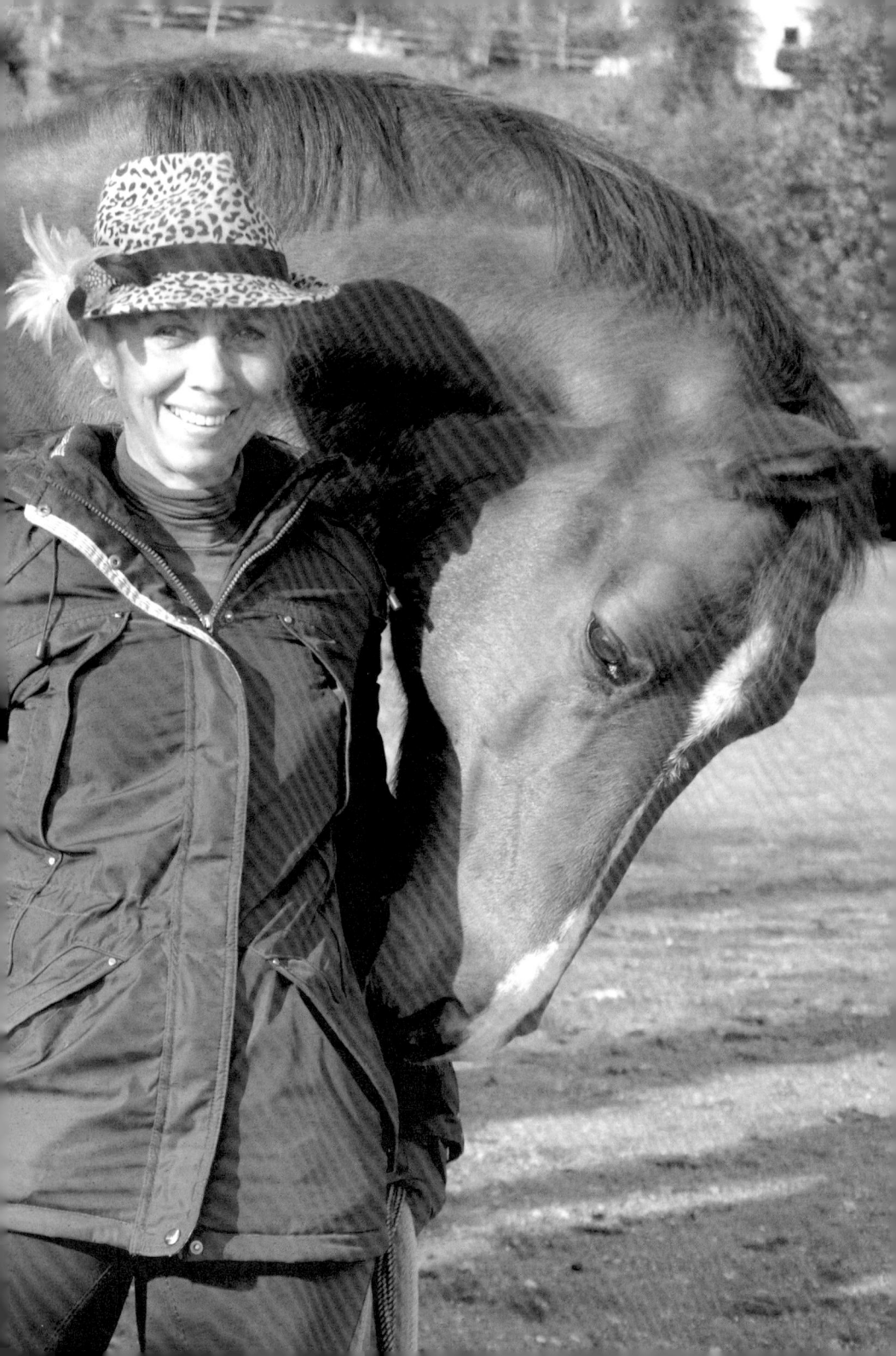

Ausbildung meines Verstandes

Ich befasse mich gerade damit, welche Kurse für mich geeignet sind, um meinem Ziel näherzukommen. Dies ist für meinen Verstand ein gefundenes Fressen und er argumentiert wie folgt:

Wie glaubst du, die Ausbildung finanzieren zu können? Siehst du nicht, dass die Mehrheit der Menschen im Chaos und im Mangel leben; vor allem jetzt in der momentanen Situation. Die Wirtschaftskrise ist sehr ernst zu nehmen. Du solltest froh sein, nicht unterzugehen. Du solltest mit dem zufrieden sein, was du hast und machst und nicht nach Dingen und Situationen verlangen, die außer deiner Reichweite liegen. Was bildest du dir eigentlich ein?

Vater, wie soll ich mich diesen Aussagen stellen?

Eines ist wichtig, dass du zufrieden bist, und zwar immer im Jetzt. Du sollst den Augenblick – so, wie er gerade im Moment ist – annehmen, akzeptieren und voll bewusst leben, denn aus deiner Bewusstheit heraus fließt meine Energie in dich. Getrost sollst du deinem Herzen folgen und all die nötigen Schritte im Außen tätigen, die dich deinem Herzenswunsch näherbringen. Bezüglich der finanziellen Mittel brauchst du dich nicht zu beunruhigen, denn die werden dir in dem Masse zufließen, wie sie für dich hilfreich sind.

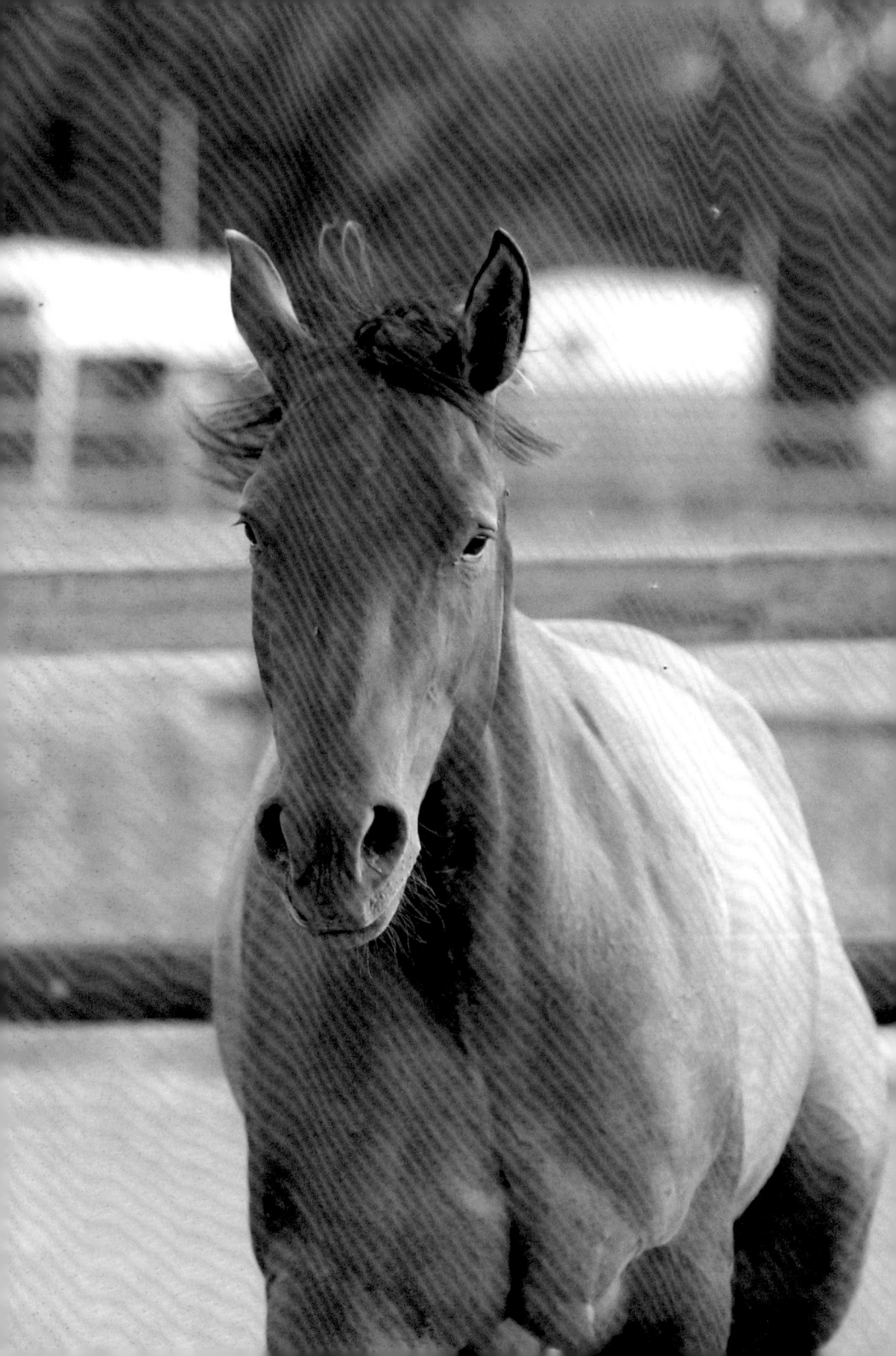

Energiebehandlung

Als ich auf einer meiner ersten Ausbildungen war, erfuhr ich durch einen Kursteilnehmer von einer Therapeutin, die Energiebehandlungen durchführt und bei dem besagten Kursteilnehmer ein starkes allergisches Asthma heilen konnte. Nachdem der Kursteilnehmer mir sagte, dass die Therapeutin auch per Telefon diese Energiebehandlungen durchführt, habe ich, nachdem ich wieder zu Hause in Italien war, sofort Kontakt zu dieser aufgenommen.

Sie erklärte mir, dass sie sich mit mir energetisch verbinden würde und über ihre Absicht könne sie Blockaden in mir erlassen. Ich war gespannt und schilderte ihr am Telefon, dass ich das Gefühl habe, meine Energien seien blockiert und dass ich diese Blockierungen mindestens seit 10 Jahren auf beruflicher und finanzieller Ebene stark spüre. Des Weiteren schilderte ich ihr meine Schilddrüsenprobleme. Nachdem ich ihr all meine Sorgen aufgelistet hatte, bat mich die Therapeutin in mir alle Gefühle wachzurufen, die mit meinen Problemen verbunden sind und diese dann in den Telefonhörer zu pusten. Danach sollte ich mich auf eine harte Unterlage legen und in mich hineinspüren. Sie gab mir die Anweisung nach ca. 40 Minuten wieder anzurufen und während dieser Zeit sollte ich tief in mich hineinspüren.

Spontan musste ich während der ersten Zeit der Behandlungsdauer sehr tief atmen, so als stünde ich unter einer großen Anstrengung. Danach verspürte ich unterschiedliche, diffuse körperliche Symptome, die ich im Einzelnen nicht definieren konnte.

Nach der Behandlungszeit rief ich die Therapeutin erneut an und sie erläuterte mir ihre Visionen:

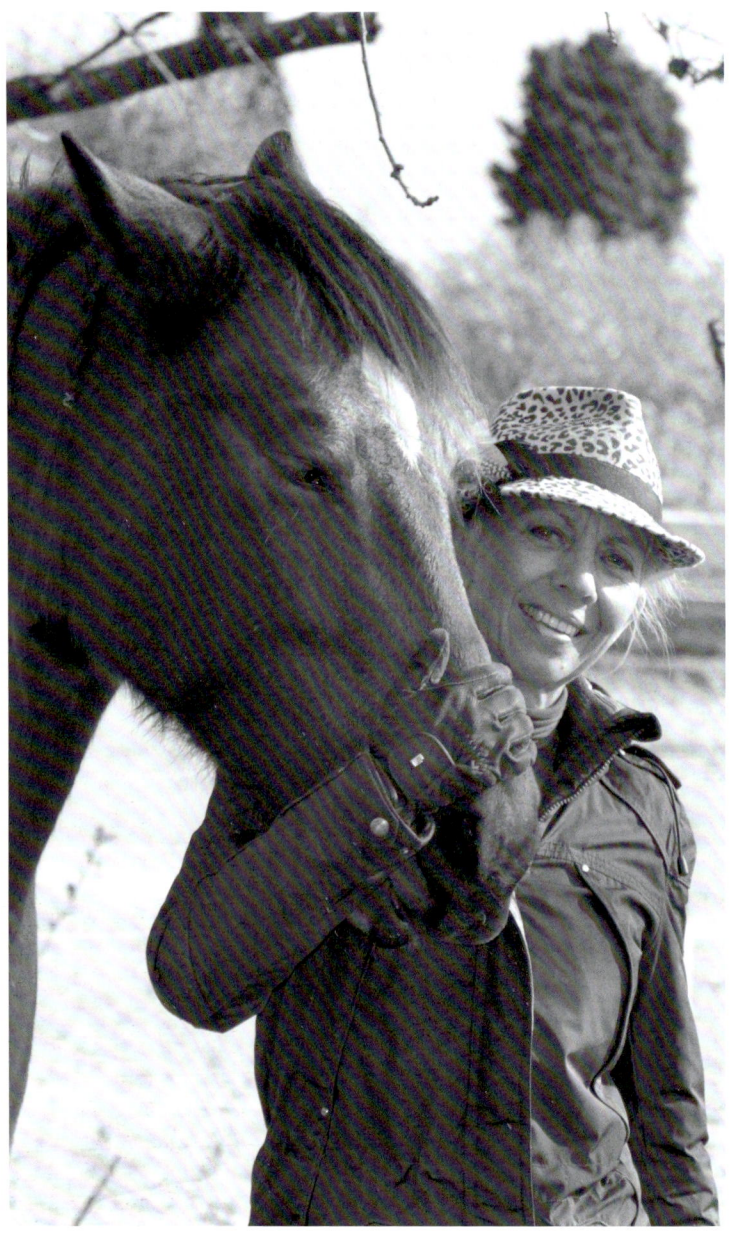

Zunächst sah sie mich in einem tiefen Loch sitzen, das nach unten immer enger wurde und durch große Steine blockiert war. Am Rand dieses Loches erkannte sie den Schatten einer männlichen Figur, also eine „Fremdenergie". Diese, so erklärte sie mir, habe sie entlassen, sprich weggeschickt. Der Schatten habe sich ohne Probleme sofort entfernt.

Dann sah sie mich auf einer Straße, die voller Unrat war. Sie sah, wie ich einmal schneller und dann wieder langsamer ging. Auch diese Straße befreite sie von diesem „Abfall".

Weiter sah sie mich in einer „erdigen" Situation. In diesem Zusammenhang nahm sie eine überlebensgroße Kröte oder Eidechse wahr, die unschöne Ur-Laute von sich gab. Auch diese entließ sie.

Darüber hinaus schilderte sie mir, dass sie mich als große Katze sah, die ein viel zu großes Metallhalsband trug und darunter sichtlich litt. Die Therapeutin entfernte das Metallband.

Sie erklärte mir, nachdem sie mir alles geschildert hatte, dass es sich bei den beschriebenen Bildern um „sehr schwere Energien" gehandelt hätte und ich solle mindestens zweimal ein Salzbad nehmen, damit sich eventuelle Restenergien lösen können.

Nach dieser Behandlung fühlte ich mich befreiter, leichter.
Mein Verstand meinte dazu: Reine Einbildung!

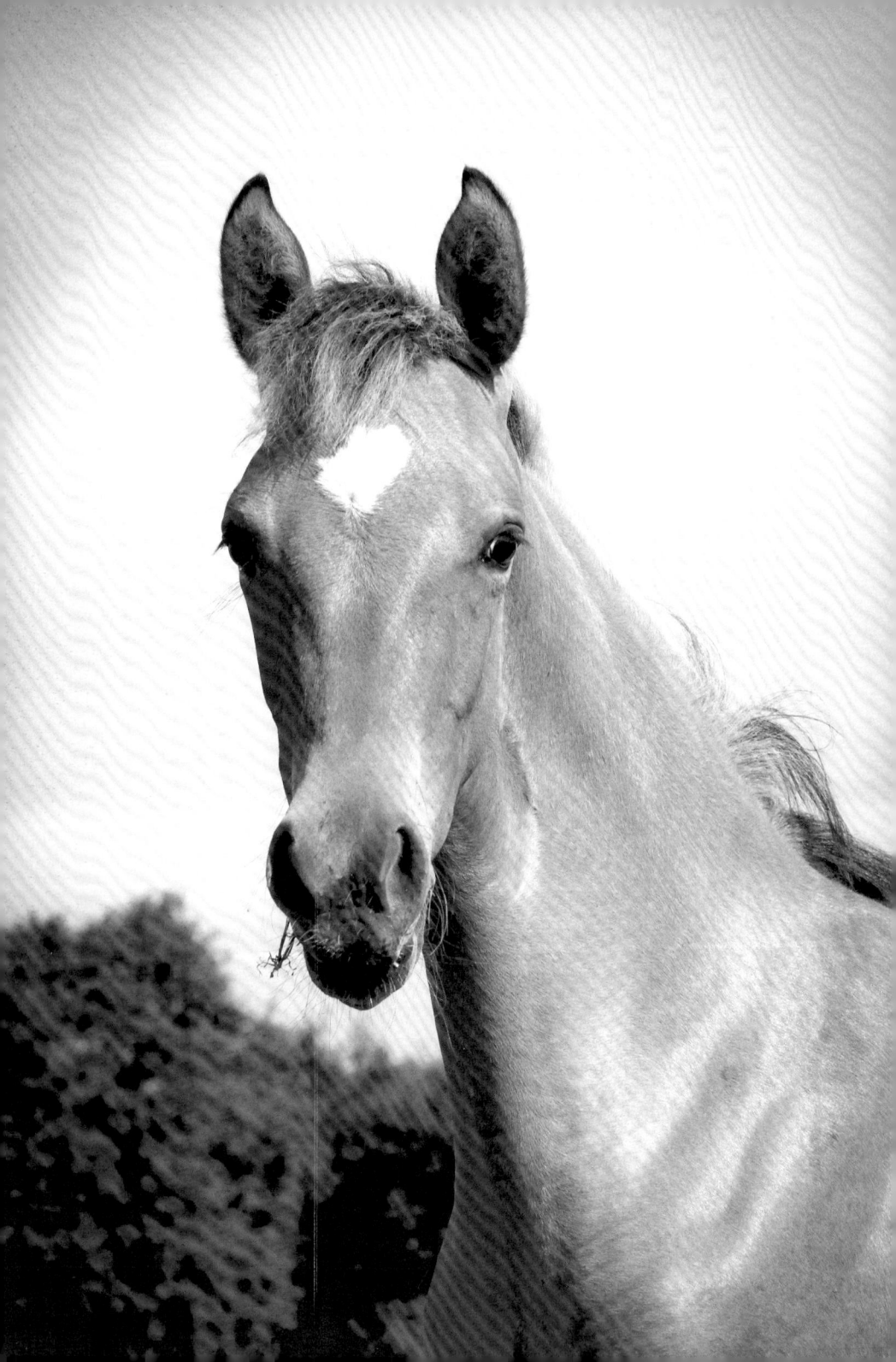

Jetzt

Jetzt, genau jetzt ist der Augenblick, in dem alles geschieht, in dem alles enthalten ist.

Geh in diesen einen Augenblick hinein und du findest MICH –
deine wahre Identität.

Es ist so einfach und ihr macht es so schwierig und kompliziert. Sei präsent in diesem Moment, geh in die Tiefe. *Wie?*

❖ Spüre deinen Körper, vom Kopf bis zu den Füßen – geh in jede Zelle deines Körpers. Spüre deinen Körper in jeder Zelle. Vielleicht spürst du ein leichtes Prickeln?

❖ Geh aus deinem Gedankenkarussell hinaus und trete ein in die Stille, in die beobachtende Präsenz, in der es keine Gedankenaktivität gibt, sondern nur Frieden, Freude, Stille und Anwesenheit.

❖ Atme bewusst in deinen Körper hinein. Das Atmen hilft dir, in deinen Körper zu gehen und aus deiner Gedankenaktivität herauszukommen. Atme oft und geh in deinen Körper.

Hinter deinen Gedanken bin ICH.

❖ ICH BIN dir so nahe, geh einfach einen Schritt zurück, dann bist du mit MIR verbunden.

❖ Dann kannst du mit MEINEN Augen sehen, mit MEINEN Ohren hören, mit MEINEM Herzen fühlen – mit anderen Worten:

Dann bist du zuhause – dann bist du im Paradies.

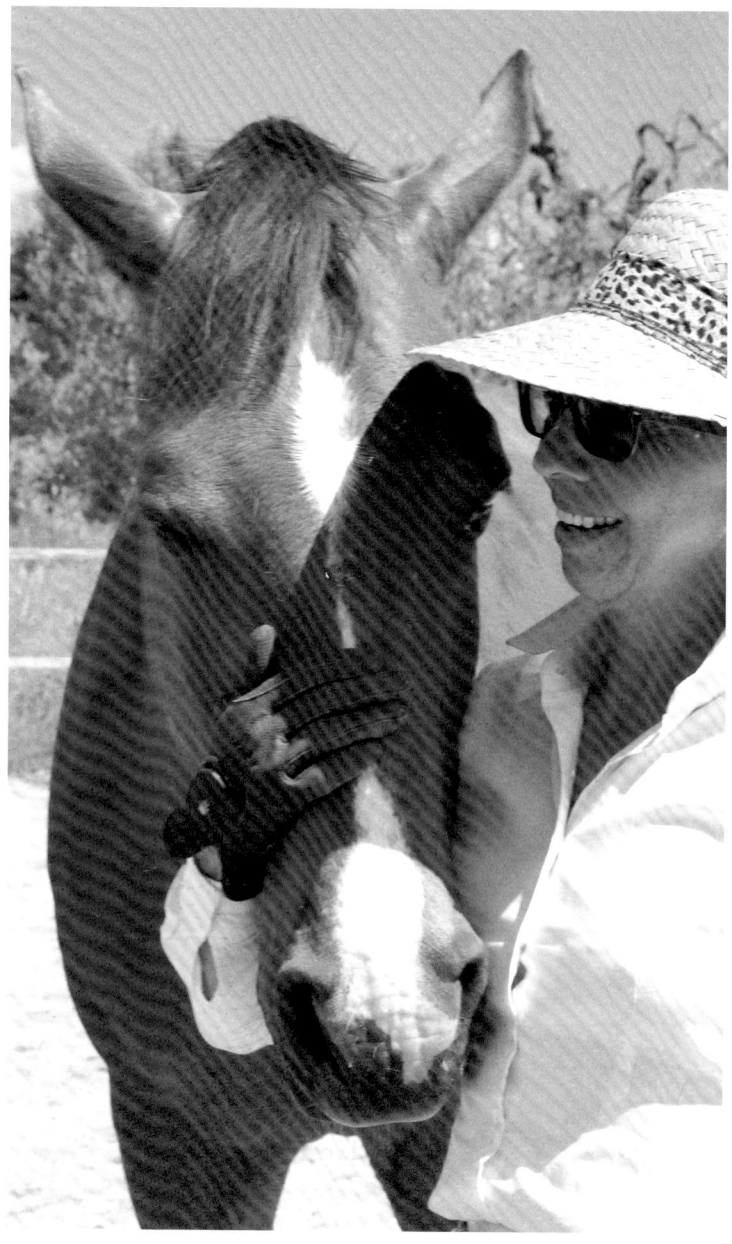

Du glaubst eine Versagerin zu sein, da du im Außen nichts oder wenig erreicht hast. Doch bist du dabei, das größte Geheimnis und gleichzeitig die einfachste Wahrheit, die es zu leben gilt, zu entdecken. Dieses Geheimnis, diese einfache Wahrheit, die in dir lebt, gibt dir Zutritt zum Paradies, das nicht irgendwo ein Ort ist, sondern ein Bewusstseinszustand, den ein jeder Einzelne für sich erringen kann, will er ihn erleben.

Was gibt es Höheres, als in diesem paradiesischen Bewusstseinszustand leben zu dürfen?

❖ Niemand sieht es dir an, du bist so unbedeutend und klein wie zuvor und doch geschieht etwas sehr Bedeutendes und wirklich Großes in dir und gehst du ganz in diesen Zustand ein, dann endlich kannst du aus MIR handeln.

❖ Deine Umwelt wird spüren, dass du aus MIR handelst, dass du anders bist – anders als das kleinliche Ego.

❖ Der Prozess ist nun schon seit geraumer Zeit in Gang. Du hast ihn angestrebt. Nun kannst du die Früchte genießen; nun darfst du gemeinsam mit MIR sein.

Atme! Geh in deinen Körper, lächle, atme und geh in die Tiefe, jeden Moment.

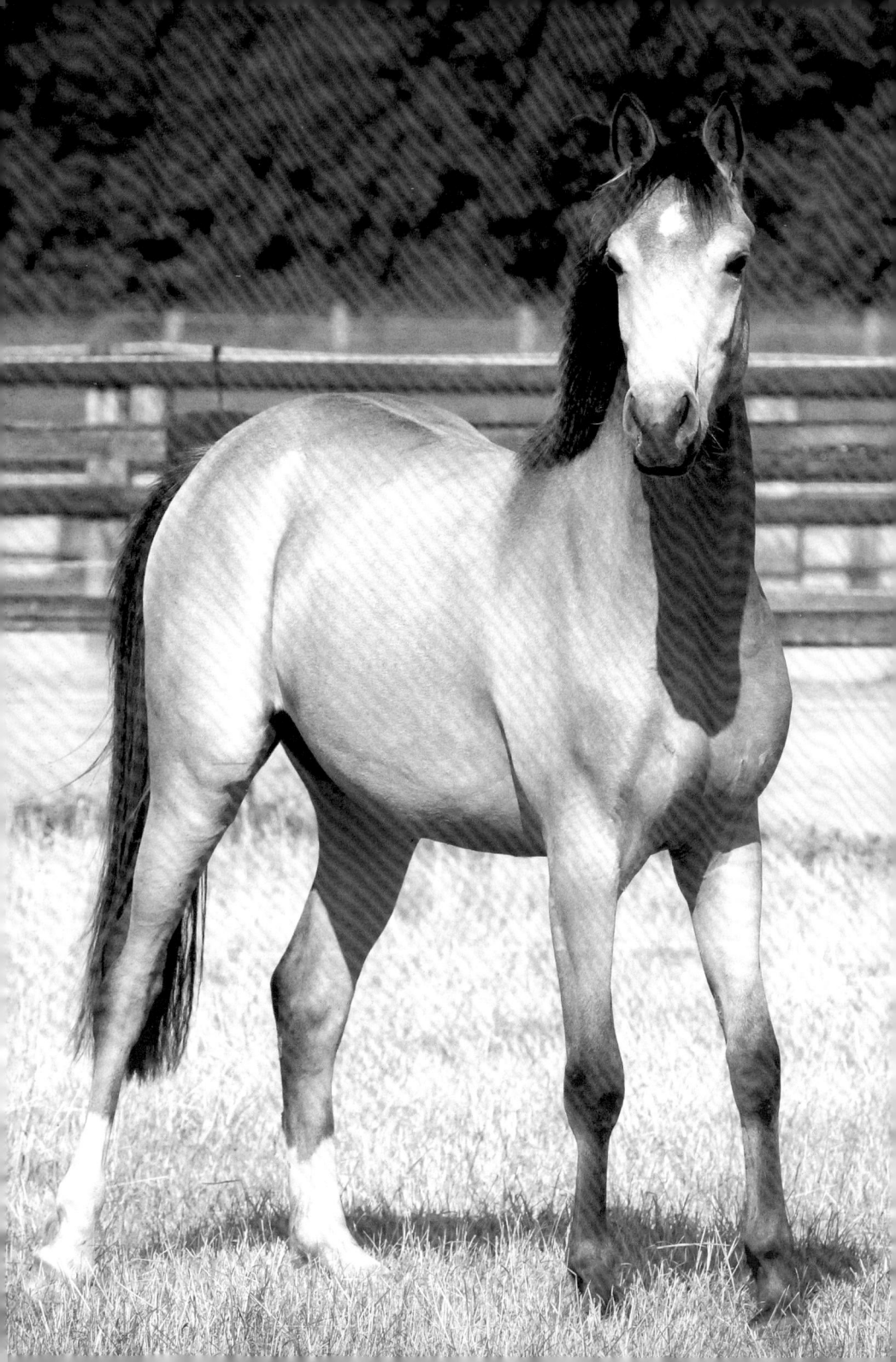

Position des Beobachters

Ich nehme die Position des Beobachters ein und erkenne die Aktivitäten meines Egos und SEINE Stimme. Es kommt mir so vor, als ob ich als der beobachtende Teil in eine neue Dimension eintreten würde. *Kann es sein, dass es ein Wesensanteil in mir ist, der aus der Position des Beobachters „geboren" wird? Die Seele wird vom Geist befruchtet und es wird das „neue Bewusstsein", das „Christusbewusstsein" geboren – ist das der Prozess?*

In jeder Situation erkenne ich, dass ich sie jeweils aus zwei verschiedenen Perspektiven heraus beurteilen kann. Ich kann entweder die Position meines Verstandes (das Ego drückt sich über den Verstand aus) einnehmen oder die meiner authentischen Seins-Ebene. Dann werde ich gewahr, dass ich beide Positionen betrachten kann und ich mehr bin oder etwas anderes bin als diese beiden Positionen. Ich will einen Versuch machen, um das besser zu verstehen. Ich beschäftige mich zu diesem Zweck mit der allgemein vorherrschenden Überzeugung, dass das Leben ein Kampf sei und dass nur der Starke überleben könne.

Mein Verstand meint hierzu Folgendes:
Es ist doch nur zu offensichtlich, dass dies zutrifft. Die Natur lebt es uns vor. Der kleine Fisch wird vom größeren Fisch gefressen. Dieses Prinzip zieht sich durch die gesamte Natur und findet seine Fortsetzung bei den Menschen. Schau dir doch nur die Vorgehensweisen in der Berufswelt an. Derjenige, der besser, intelligenter, schlauer ist, bootet die anderen aus. Der Schwächere bleibt auf der Strecke. Wer sich in der Berufswelt nicht behauptet, wird „untergebuttert".

Bereits in den Kindergärten und später in den Schulen gilt das gleiche Prinzip: Wenn du die Kinder beobachtest, wirst du schnell erkennen, dass sie sich gegenseitig mitunter sehr aggressiv und häufig ohne Mitgefühl behandeln. Wie kannst du also glauben, ohne besser, größer, intelligenter, stärker usw. sein zu wollen, in der Gesellschaft bestehen zu können?

Ja, liebes Ego aus deiner Sicht, die zweifelsohne beschränkt ist, sieht es tatsächlich so aus, als gäbe es keinen anderen Ausweg als ständig dem Versuch nachzugehen, besser, größer usw. als der andere zu sein. Nach deiner Auffassung muss ich immer im Kampf sein, immer bereit, meinen Mitmenschen zu übertrumpfen, damit ich am Ende als Sieger dastehe.

Seine Stimme:

Du kannst dich auch auf MICH stützen, indem du deine Stärke aus MIR schöpfst. Dich vertrauensvoll MIR übergibst, was für dich alleine zu schwer ist.

Meine Frage an IHN: Wie geht das?

Du musst in deinem Inneren zu MIR kommen. In der Stille lebe ICH – dort kannst du MICH finden; dort kannst du dich mit MIR verbinden.

Aus der Stille heraus kannst du die Kraft und Macht schöpfen, die du benötigst, um im Alltag deine Aufgaben zu erfüllen. Dafür musst du weder stärker, größer, intelligenter oder mächtiger sein als deine Mitmenschen. Du musst nur du sein und den anderen so sein lassen, wie dieser ist.

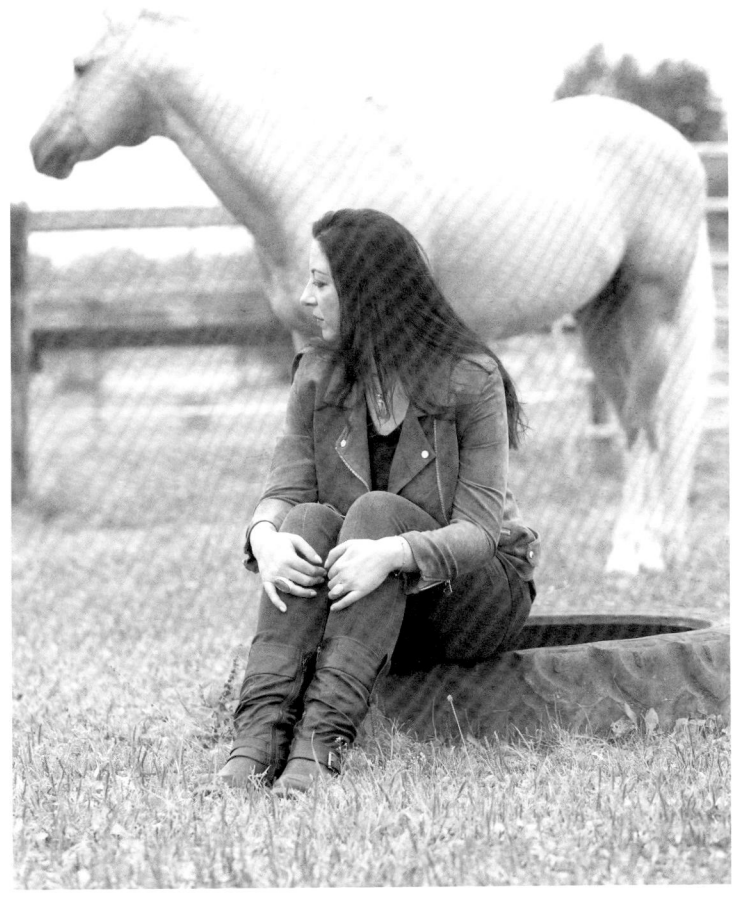

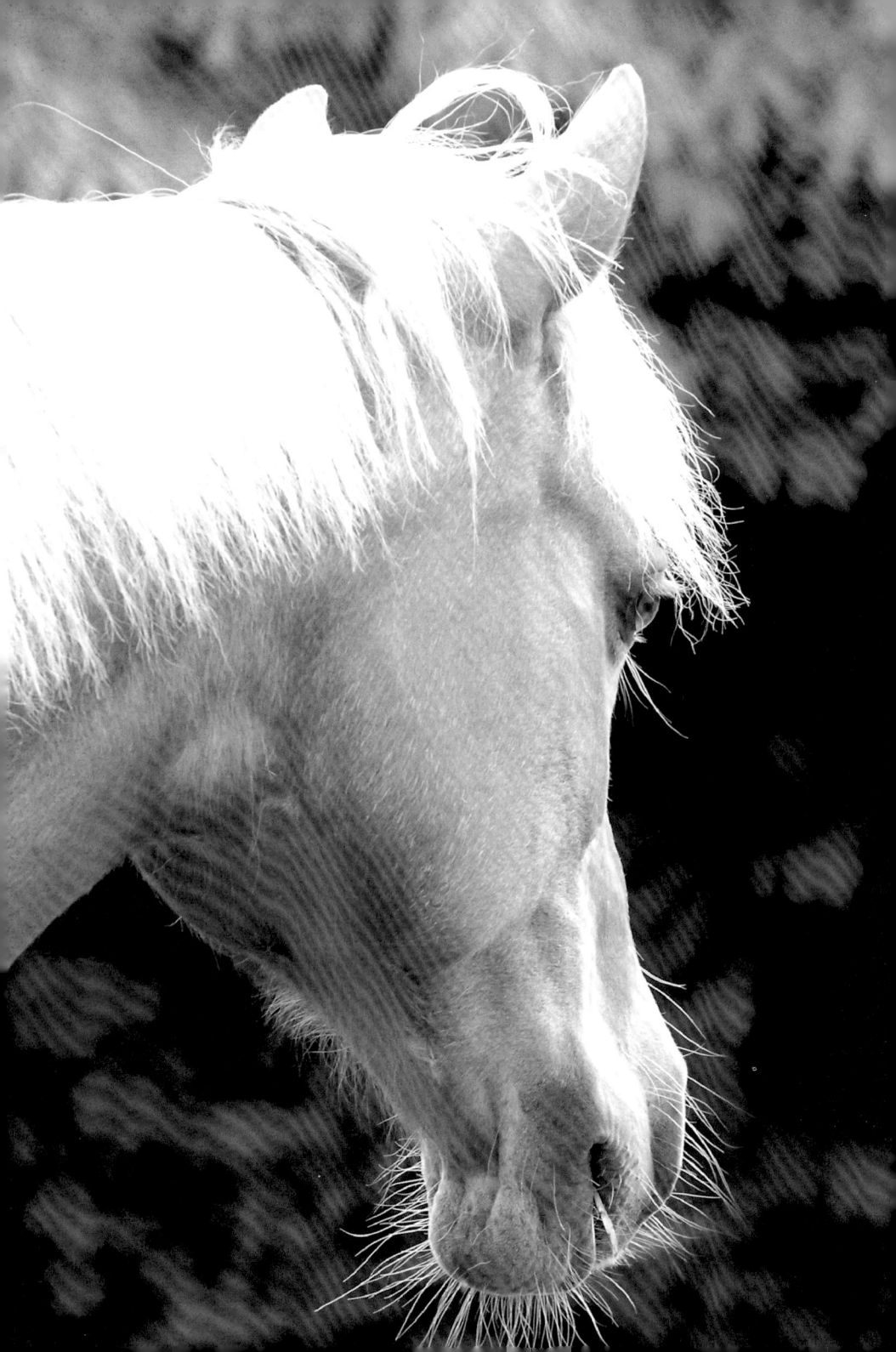

Auszeit

Seit Monaten arbeite ich nicht und habe mir eine Auszeit gegönnt. Ich widme mich vorwiegend dem Reiten, der Stille, dem Nichtstun. Ich sitze z. B. in diesem Moment auf der Weide, während mein Pferd grast. Ich genieße die Sonne und schreibe, was in mir vorgeht. Mein Ego rebelliert und versucht mir mit allen Mitteln ein schlechtes Gewissen einzureden. Es hält mir vor, dass ich eine Faulenzerin bin, die zu nichts zu gebrauchen ist. Mein Ego meint, ich würde über keinerlei Fähigkeiten verfügen und auf Kosten anderer leben. Ich solle vielmehr ständig aktiv sein, arbeiten und mich bemühen, Geld zu verdienen, anstatt im Gras zu sitzen und zu beobachten, was in mir vorgeht. Mein Verhalten sei verantwortungslos und völlig nutzlos für mich und für die Gemeinschaft – soweit mein Ego.

Vater, ich stimme dieser Stimme insofern zu, dass ich tatsächlich im Moment ziemlich inaktiv bin. Doch diese Inaktivität ist mir auferlegt, denn ich weiß nicht so recht, was ich – außer mein neues Ziel zu verfolgen – noch tun könnte. Natürlich ist es so, dass mein Ziel vorerst vorsieht, dass ich eine ganze Reihe von Kursen besuche, die sehr viel Geld kosten, um dann nicht zu wissen, wie und wo ich damit Geld verdienen kann. Ich will jedoch das Risiko eingehen und meinem Herzenswunsch folgen, auch wenn ich gar nicht erkennen kann, wie es funktionieren soll. Ich muss gestehen, dass es meinem Ego immer wieder gelingt, mich zu demoralisieren und ich mich frage, inwieweit ich tatsächlich realistisch meinem Herzen folgen darf und soll. Je klarer und präziser mein Wunsch sich formuliert, desto weiter scheint sich die Realisierung auf materieller Ebene zu entfernen.

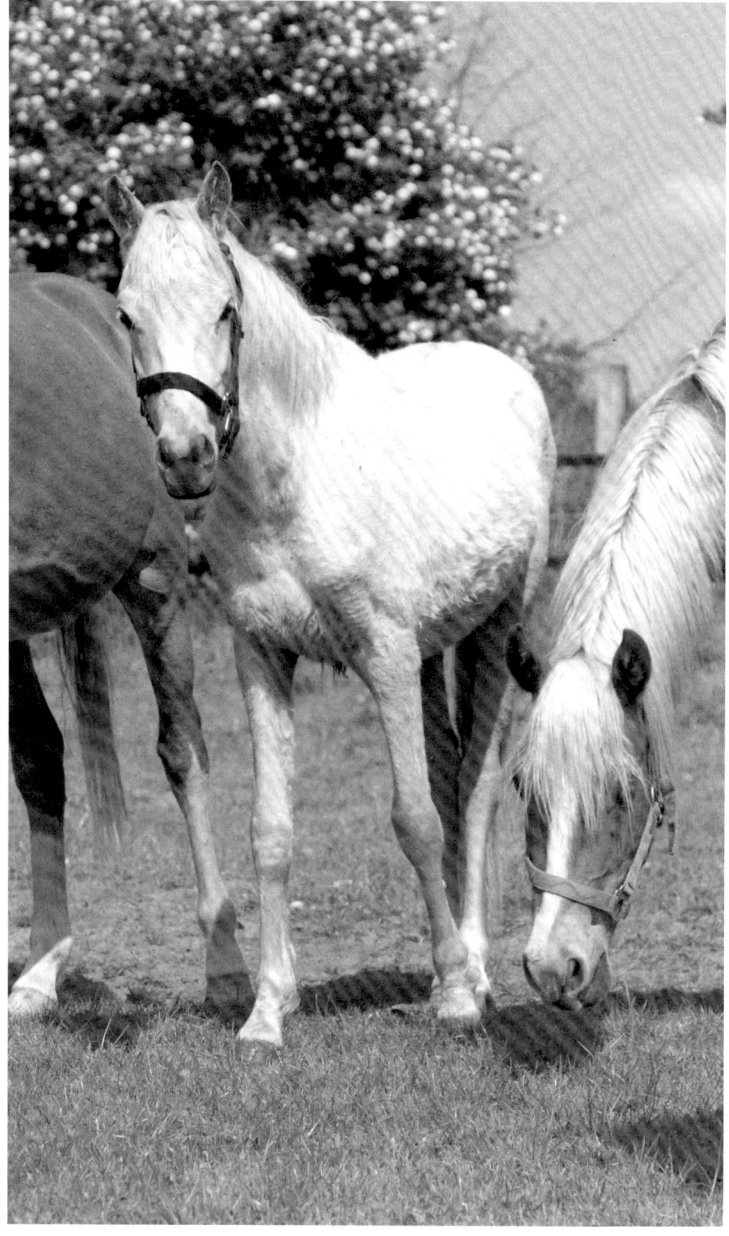

Seine Stimme:

Ich kommuniziere mit dir über dein Herz. Der Verstand ist dem Ego zugeordnet. Ich benutze dein Herz, um mit dir in Kontakt zu treten. Alles ist polar in deiner Welt: positiv – negativ, kalt – warm, Nacht – Tag usw. ICH bin der positive Pol, dein Ego ist der negative Pol. Durch das Überwinden von „positiv" und „negativ" gelangst du in die Mitte, dort wo es keine Dualität mehr gibt. Deshalb ist das Leben auf der Erde so wertvoll und einzigartig, denn nur hier kannst du zu einem individuellen Bewusstsein gelangen – zum Ich-Bewusstsein. Würdest du nur in MIR verharren, könntest du nicht zum Ich-Bewusstsein kommen. Du warst immer ein Teil von MIR und ohne MICH wärst du nichts. Deshalb verdamme nicht den negativen Pol, denn er ist es, der dir die Möglichkeit gibt, zu einem selbsttätigen, unabhängigen Bewusstsein zu gelangen. Vielmehr solltet du ihn umarmen, ihn anerkennen als das, was er ist: der Befreier, dein Lichtbringer, Luzifer!

Siehst du, diese Gedanken können jedoch erst hochkommen, wenn du bereit bist, hinzuhören. Diese Mitteilungen kannst du nicht empfangen, wenn du in die Wirren des Alltags verstrickt bist. Hierfür sind die Stille, das Innehalten und das Hinhören nötig. Deshalb hab kein schlechtes Gewissen, wenn in diesem Moment deines Lebens es so scheinen mag, als ob du untätig und faul wärst. Es kommen auch wieder andere Zeiten, in denen du aufgefordert sein wirst, aktiv zu sein.

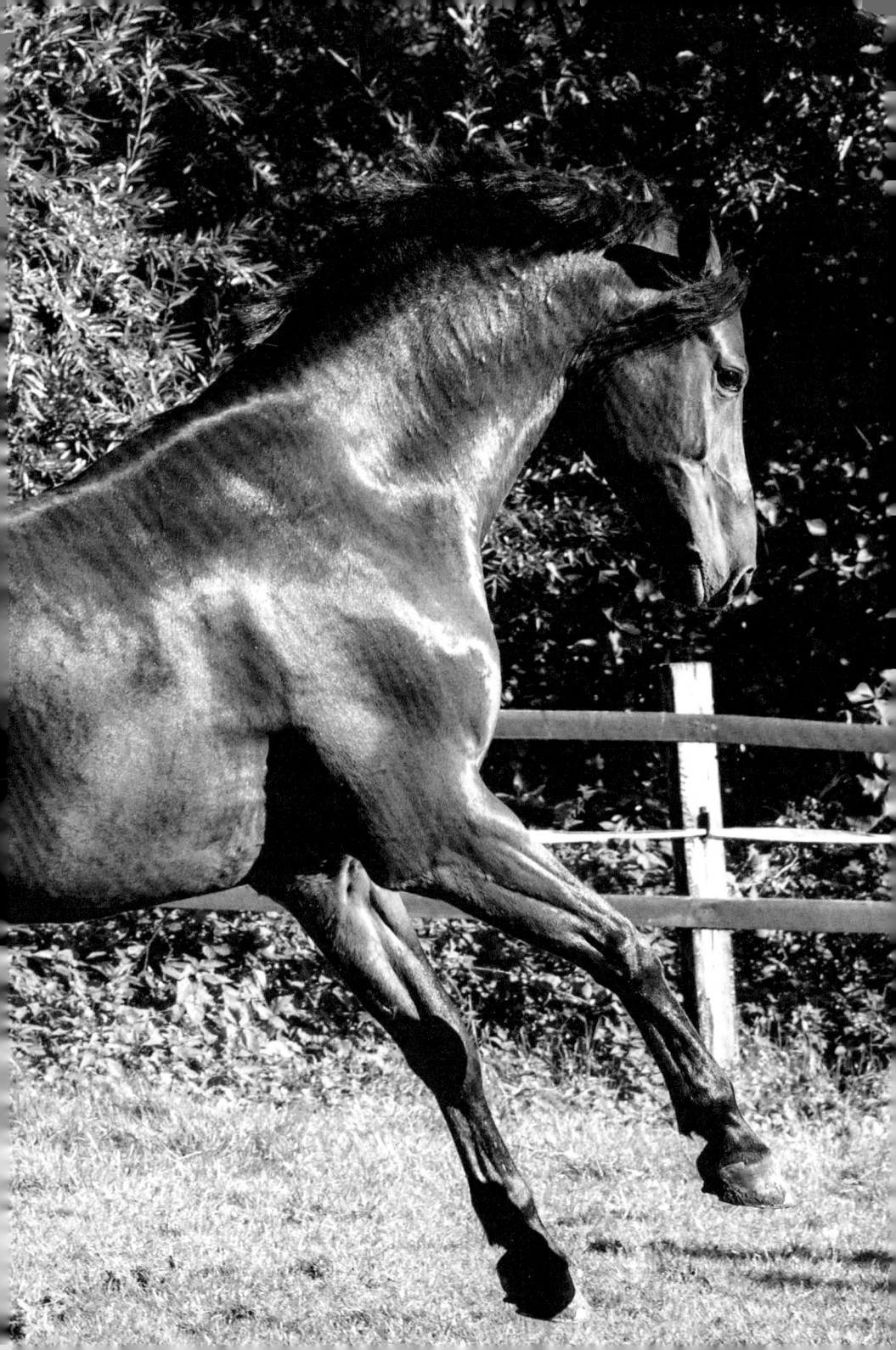

Stärke

Jeder Mensch will stark sein. *Doch was verstehst du unter Stärke?* Oft wird Stärke mit einer Maske verwechselt, hinter der sich viele Schwächen verstecken. Es ist ein Zudecken der Schwächen, das dann allgemein als Stärke definiert wird, doch ist es in Wahrheit eine Falschheit – vor allem sich selbst gegenüber.

Du hast fast dein Leben lang versucht, deine Schwächen und deine Durchschnittlichkeit zu verdrängen, zu verdecken, zu verstecken, indem du aus dem Verstand heraus stark sein wolltest.

Stark sein zu wollen ist jedoch eine Täuschung und eine Schwächung deiner wahren Essenz. Du musst erst einmal deine Schwächen erkennen, anschauen, in sie hineingehen, damit sie sich transformieren können.

Nur wer seine Schwächen annimmt,
zu ihnen steht, ist stark.

Stark durch seine Schwächen – das klingt paradox, doch ist es ganz logisch bei genauerer Betrachtung. Es ist so, als würdest du deinen ganzen Abfall in den Keller bringen und bei geschlossenen Fenstern modern lassen. Nach dem Motto: Was ich nicht sehe, existiert nicht! Nach nicht zu langer Zeit dringt der Gestank des Mülls nach oben und selbst die besten Duftöle helfen nicht mehr gegen den unangenehmen Geruch. Du wirst, wenn du den Gestank beseitigen willst, den Müll entsorgen müssen.

Das Gleiche geschieht in dir. Schau in dich hinein! Räume auf! Lass das Licht des Bewusstseins hinein, damit du entscheiden kannst, was entsorgt werden soll und was du behalten möchtest.

In deinen Schwächen liegen deine wahren Stärken.

Wahre Stärke resultiert aus der Schwäche. Sich seine Schwächen einzugestehen, macht stark. Wer stark ist, der ist auch verletzlich – und genau das ist ein Zeichen von Stärke. Wer nicht verletzlich ist, hat meist einen Panzer angelegt, da der Mensch nicht in Kontakt mit der eigenen Verletzlichkeit kommen will. Gefühle zu zeigen, ist stark sein. Mache dir deine Gefühle bewusst, stehe zu deinen Gefühlen, lasse deine Gefühle zu. Dies bedeutet stark zu sein. In der Schwäche bist du stark.

Du bist stark aus dir selbst heraus.

Aus deiner Mitte entwickelst du eine starke Anziehungskraft. Diese Stärke, die du nur in dir finden kannst, kommt von MIR. Deshalb bleibe in jedem Moment bei dir, in MIR und ICH kann dich führen und stark machen. Denn durch MEINE Führung bist du stark. Sei gegenwärtig, jetzt. Sei hier und du wirst erkennen. Lass alle Stimmen still werden, damit du MICH hören kannst.

Meine Frage an IHN:
Wie kann ich mein Vorhaben voranbringen, was kann ich tun?

Seine Stimme:
Was du machst, ist nicht so entscheidend – entscheidend ist nur das Wie. Wie gehst du dein Vorhaben an, mit welchen Energien? Wie führst du die einzelnen Aktionen aus? Welche Gedanken und Überzeugungen stehen hinter deinen Handlungen? Sei ganz wach, beobachte dich genau und du wirst erkennen, dass in deinen scheinbar kleinen und unwichtigen Handlungen eine nicht so positive

Energie enthalten ist. Deine unbewussten Gedanken und Gefühle beeinflussen dein Vorhaben mehr, als du dir vorstellen kannst. Lege in jede noch so scheinbar unwichtige Handlung die „richtige Energie". Damit meine ich, es müssen in deine Handlungen deine bejahenden Überzeugungen, deine Liebe, dein guter Wille und deine Positivität einfließen – dann kommt auch der Erfolg.

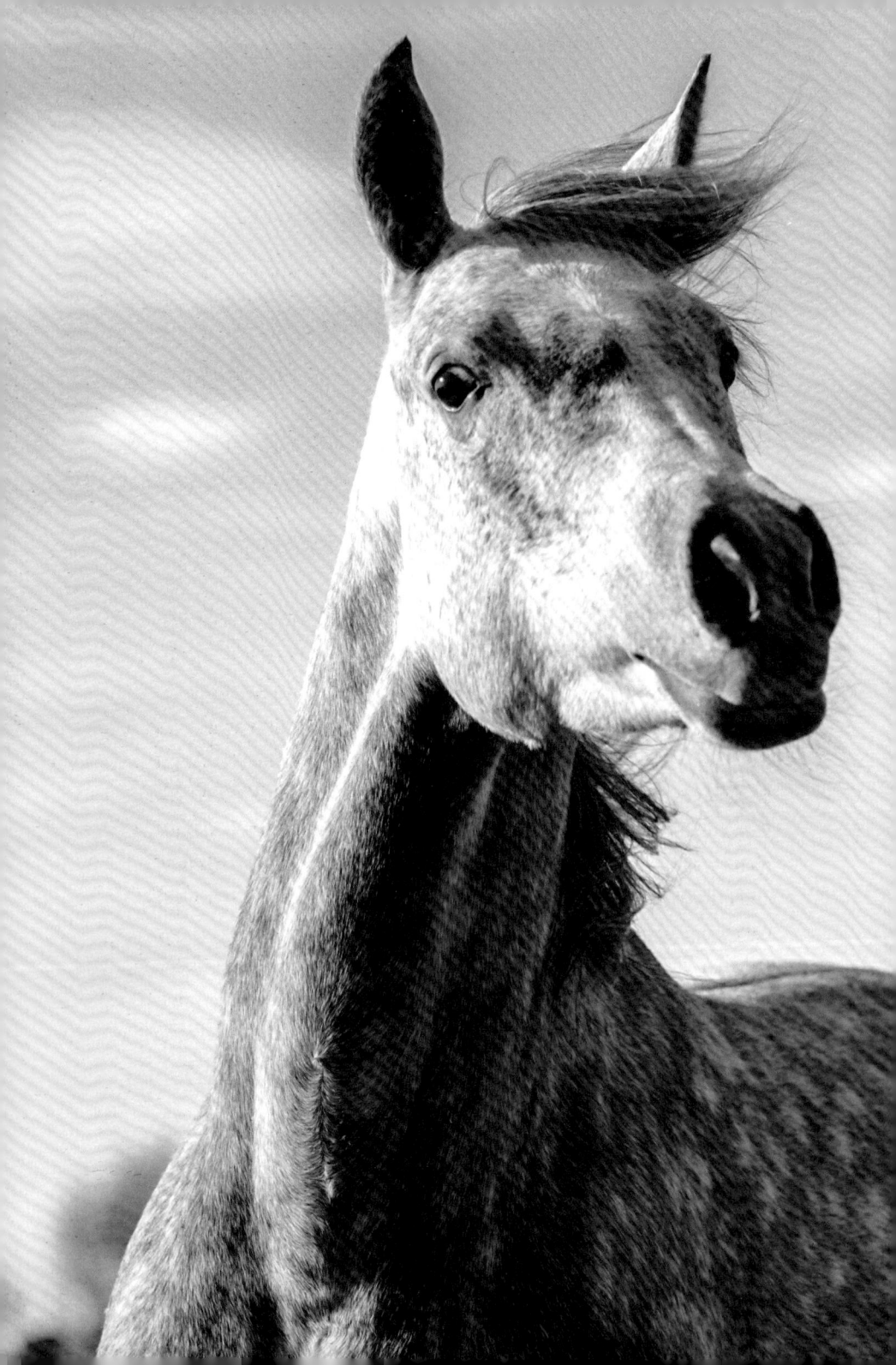

Angst

Angst ist ein zentraler Punkt in deinem Leben und doch bist du seit Jahrzehnten damit beschäftigt, deine Angst zu unterdrücken; du willst sie nicht wahrhaben.

Du schaust sie nicht einmal an, du verdrängst sie in die tiefsten Tiefen deiner Seele. Nun bist du an einem Punkt angelangt, an dem sich so viel Angst angestaut hat, dass du sie nicht mehr länger verdrängen kannst. Mit aller Wucht drängt sie nach oben und verlangt nach deiner Aufmerksamkeit. Sie verlangt, dass du sie bewusst anschaust, denn nur so kann sie sich verwandeln.

Schau sie an, lass das Gefühl zu, geh ganz hinein in deine Angst und warte ab. Sie wird dich lehren, sie will dich weiterbringen.

Trenne sie nicht ab, denn sie ist ein integraler Teil von dir. Du hast das Pferd gewählt, um zu mehr Selbsterkenntnis zu gelangen. Die Angst begleitet dich schon zu lange, doch durch den intensiven Kontakt mit deinem Pferd konnte sie sich in ihrer vollen Pracht entfalten. Du fühlst dich zwar sehr beeinträchtigt und gestört durch deine Angst, denn du möchtest natürlich stark sein. Du willst stets die Situation im Griff haben und selbstverständlich gut dastehen – dies gelang dir bis vor Kurzem nicht sehr zufriedenstellend. Nun ist es so, dass sich deine Angst ins Unermessliche gesteigert hat und dein Pferd deine Spielchen nicht mehr mitmacht. Es gibt zwei Möglichkeiten: Entweder du stellst dich deiner Angst und gehst durch einen Transformationsprozess oder du mogelst dich weiterhin durchs Leben.

Ich will mich meiner Angst stellen, doch weiß ich nicht wie – allein der Gedanke macht mir noch mehr Angst.

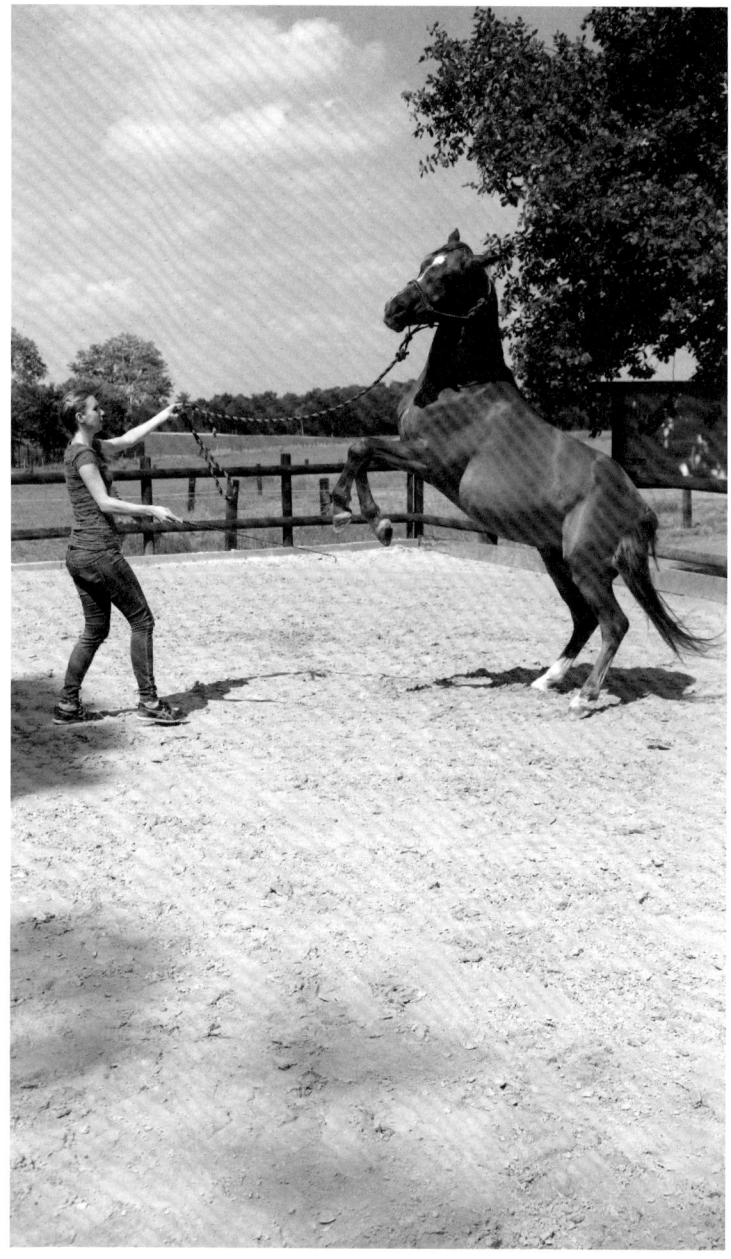

Schau deine Angst einfach nur an, nimm sie wahr, sei bewusst, sei dich ihrer bewusst.

Durch das Licht der Bewusstheit wird die Dunkelheit erhellt.

Überall erkenne ich Angst in den Menschen. Die Menschen handeln aus Angst und ich bin die Erste, die aus Angst lebt und handelt. Da ich ausschließlich aus Angst zu bestehen scheine, nehme ich auch in den anderen Menschen sehr viel bewusster die Angst wahr. Ich sehe, wie die Menschen ihre Arbeit verrichten, doch nicht aus der Liebe zur Tätigkeit, sondern aus der Furcht heraus, nicht genug zu verdienen, nicht genug abgesichert zu sein. Es ist die Angst, nicht genug zu haben. Die Massenmedien bestärken diese unbewusste Sorge auf kollektiver Ebene.

Man kann die Angst förmlich greifen.

Sobald die Angst versucht, ins Bewusstsein zu dringen, wird sie meist sofort unterdrückt. So lebt sie auf halb- bzw. unbewusster Ebene und wird zum Antriebsmotor der menschlichen Handlungen. Da es sehr starke kollektive Energiemuster sind, macht sich kaum jemand Gedanken darüber, dass Handlungen aus der Angstenergie mehr Angst und negative Energie produzieren.

Ich möchte alle meine Ängste anschauen, beleuchten, damit ich sie umwandeln kann, damit ich aus der Angstenergie in die Liebesenergie komme. Ich bin neugierig, diesen Prozess zu beobachten, denn sobald etwas durch das Licht der Bewusstheit beleuchtet wird, ist die Transformation bereits aktiv.

Ich gestehe mir meine Angst ein. Ich habe Angst vor meinem Pferd. Ich habe Angst, nicht genug finanzielle Mittel zu besitzen. Ich habe Angst, dass ich in der Zukunft mittellos bin. Ich habe Angst, es könnte mir oder jemandem aus meiner Familie etwas zustoßen. Ich habe Angst vor Krankheiten und vor Katastrophen. Ich habe Angst vor Kontrollverlust. Ich habe Angst vor dem Leben.

Das ist die Ur-Angst in mir – die Angst vor dem Leben und das damit in Verbindung stehende mangelnde Vertrauen ins Leben, in Gott.

Doch wie kann ich mich von meiner Angst befreien und Vertrauen ins Leben, zu Gott finden? Durch das bewusste Verbinden mit MIR!

Ich möchte meiner Angst, meinem „Schatten" begegnen. Daher reise ich in die untere Welt. Mein Krafttier Sagan erwartet mich bereits vor einem Höhleneingang. Der Eingang ist mit einem schweren Vorhang verhängt, hinter dem sich eine schwarze Mauer befindet. Seitlich der Mauer gelangt man in einen langen sehr dunklen Gang in das Innere der Höhle. Als ich mich auf den Gang zubewege, kommt mir Lilli, das kleine Mädchen, entgegen.
Seitlich des dunklen Gangs sehe ich links und rechts grausige Wesen stehen. Sie sehen wirklich angsteinflößend aus und verbreiten eine sehr düstere Stimmung. Es ist dunkel und es wird immer schwärzer, je tiefer ich mit Lilli weiterlaufe. Der Gang wird zu einem schmalen Schacht, der in die Tiefe führt. Ich bin nun soweit vorangegangen, dass an ein Zurückkehren nicht mehr zu denken ist. Es gibt nun keinen Ausweg mehr; ich muss weitergehen.
Plötzlich taucht eine Eisentreppe auf, die ca. zwei Meter nach oben in einen Seitenkanal führt. Lilli und ich gehen sie nach oben. Als wir oben ankommen, stehen wir in einer Art großen Halle, in der sich ein Drache befindet. Es ist ein enorm großer Drache, der schrecklich aussieht, uns jedoch keine Angst macht und sich als völlig ungefährlich erweist.

Wir wählen einen weiteren Schacht, von dem wir nicht wissen, wohin er uns führt. Er ist mit Schilf, Moos und schlammigem Gewächs bewachsen. Die Situation ist sehr unangenehm und klamm. Auf einmal taucht aus dem Nichts ein mächtiger, schwarzer Mann vor uns auf. Er will mir einreden, dass ich dumm, unwichtig, erfolglos und wertlos bin. Daraufhin lade ich ihn ein, mit mir ans Licht zu kommen. Am Eingang erwartet uns Sagan.

Als ich der enormen Gestalt mein Krafttier Sagan vorstellen will, schrumpft dieser in sich zusammen. Ich will diesen Schrumpfungsprozess aufhalten – jedoch ohne Erfolg. Die Gestalt löst sich vollständig auf.

Ich fühle mich erleichtert und befreit.

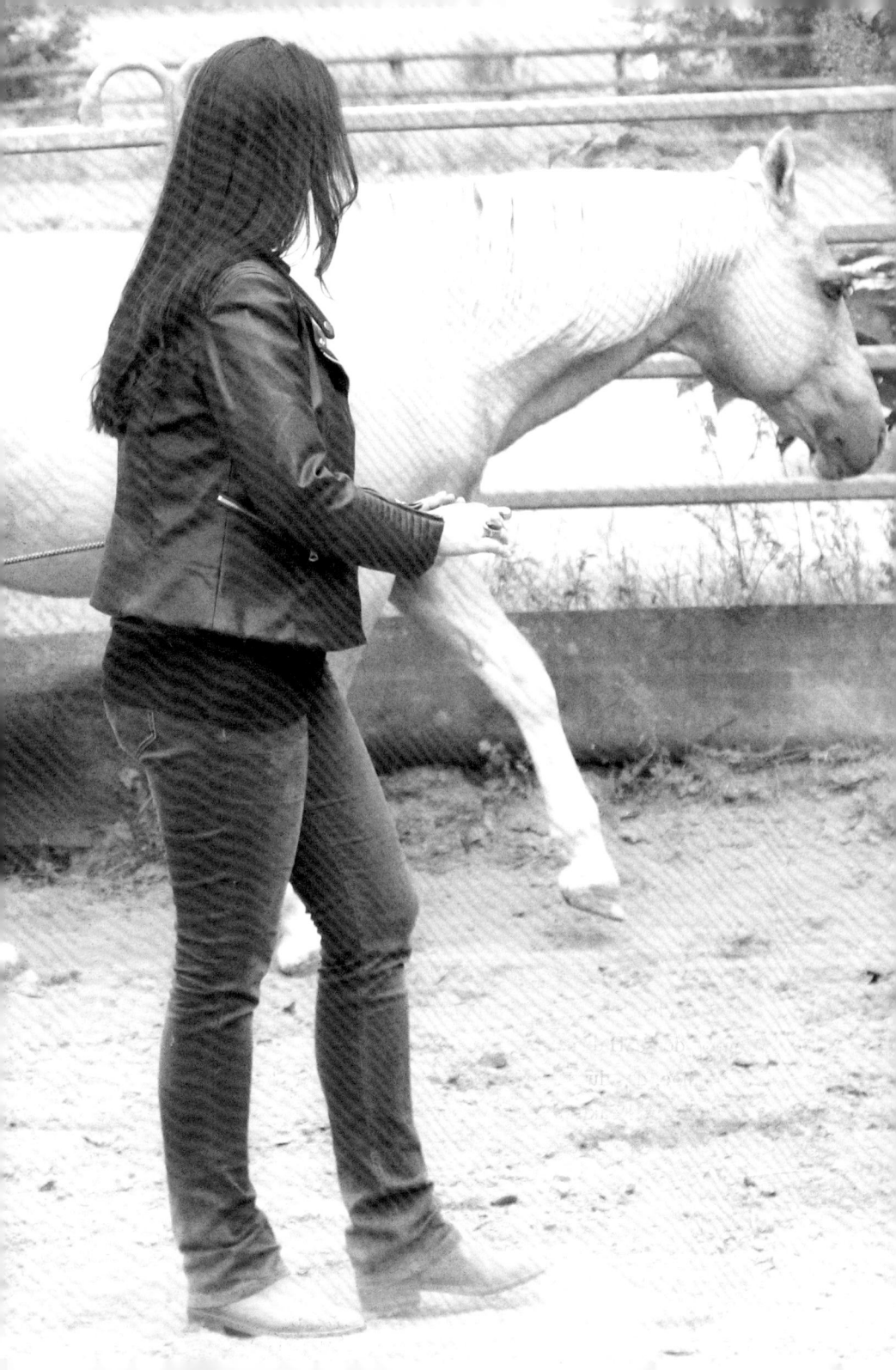

Akteur meines Lebens

Du hast das Gefühl, nicht voranzukommen, auf der gleichen Stelle zu treten?

Dein Gefühl ist richtig, denn du machst zwar einen Schritt in die Tiefe, um dann darauf gleich wieder an der Oberfläche kleben zu bleiben – wie eine Mücke am Honigblatt.

Du sollst dich darin üben, täglich immer weiter vorzudringen in die Tiefe. Jeden Moment sollst du die Tiefe erkunden, in sie eintauchen. Bleibst du dann in ihr, wirst du feststellen, dass an der Oberfläche nur Verwirrung und Illusion herrschen.

Dein Geist wird von der Oberfläche absorbiert und in die Wirkungen dieser verstrickt. Deshalb die Aufforderung, so intensiv wie nur möglich im Moment in die Tiefe zu gehen.

Du fragst nach deiner Bestimmung?

Sie liegt so glasklar vor dir und doch kannst du sie nicht sehen, da dein Geist zu sehr verstrickt ist mit dem Außen. Geh einfach tiefer, ganz tief in dich hinein und du wirst erkennen.

Du wartest auf Belehrungen?

ICH gebe sie dir in jedem Augenblick, doch du bist zu sehr mit dem Außen beschäftigt, sodass du nur einen winzigen Teil von dem mitbekommst, den ICH dir in jedem Moment zukommen lasse. Doch selbst das Wenige, das du mitbekommst, setzt du nicht in die Tat um. Du bist zu sehr im Reaktionsmuster. Du reagierst zu viel auf äußere Reize und kommst daher nicht zum Agieren.

Du sollst der Akteur in deinem Leben sein!

Setze Aktionen, damit sich das Leben nach deinen Vorgaben richten kann. Bleibst du jedoch eine Reagierende, dann musst du auch mit den Resultaten, die dir das Leben beschert, zufrieden sein.

Hab Mut, hab Vertrauen, sei beherzt!
Hab Feuer im Herzen, entzünde dich und die Menschen!

Du willst MIR folgen?
Dann sei mutig, vertrauensvoll und feurigen Herzens. ICH brauche starke begeisterte Helfer. Du bist noch zu lau, zu grau, zu leblos. Wovon soll ich den begeistert sein? Wovon soll mein Herz feurig sein? Das fragst du noch? Von MIR, von deinem ICH BIN ICH!

Spüre MICH – fühle MICH – verbinde dich mit MIR!

Dies geht nur im jeweiligen Augenblick. Geh jetzt in die Tiefe und verbinde dich bewusst mit MIR, dann werden Begeisterung, Vertrauen, Mut und Liebe wie das Quellwasser aus der Quelle sprudeln und du wirst dadurch zu einer belebenden Quelle für deine Mitmenschen.
Doch lass nicht zu, dass du immer wieder Schritte zurück machst, sondern gehe voran. Geschieht es dann doch, dass du einige Schritte rückwärtsgehst, verbinde dich augenblicklich mit MIR, fühle MICH, damit ICH dich wieder vorwärtsbringen kann.

Immer wieder versuchst du Lösungen im Außen zu finden, doch die Auswegslosigkeit und die extremen Schwierigkeiten werden dir dann doch meistens sehr schnell bewusst und du wendest dich dann wieder MIR zu. Du bist immer wieder ratlos über die Tatsache, dass du keine beruflichen Aussichten hast und damit deine finanzielle Sicherheit sehr prekär ist. Immer und immer wieder werde ICH dir erklären, dass es keine Sicherheiten im Außen gibt. Wende dich bewusst MIR zu, dadurch wirst du die richtigen Entscheidungen treffen und dir wird es an nichts mangeln. Stets wirst du das für dein Leben Notwendige haben.

Vertraue auf MEINE Führung, doch hierzu musst du zu MIR kommen, bei MIR sein, bei MIR bleiben.

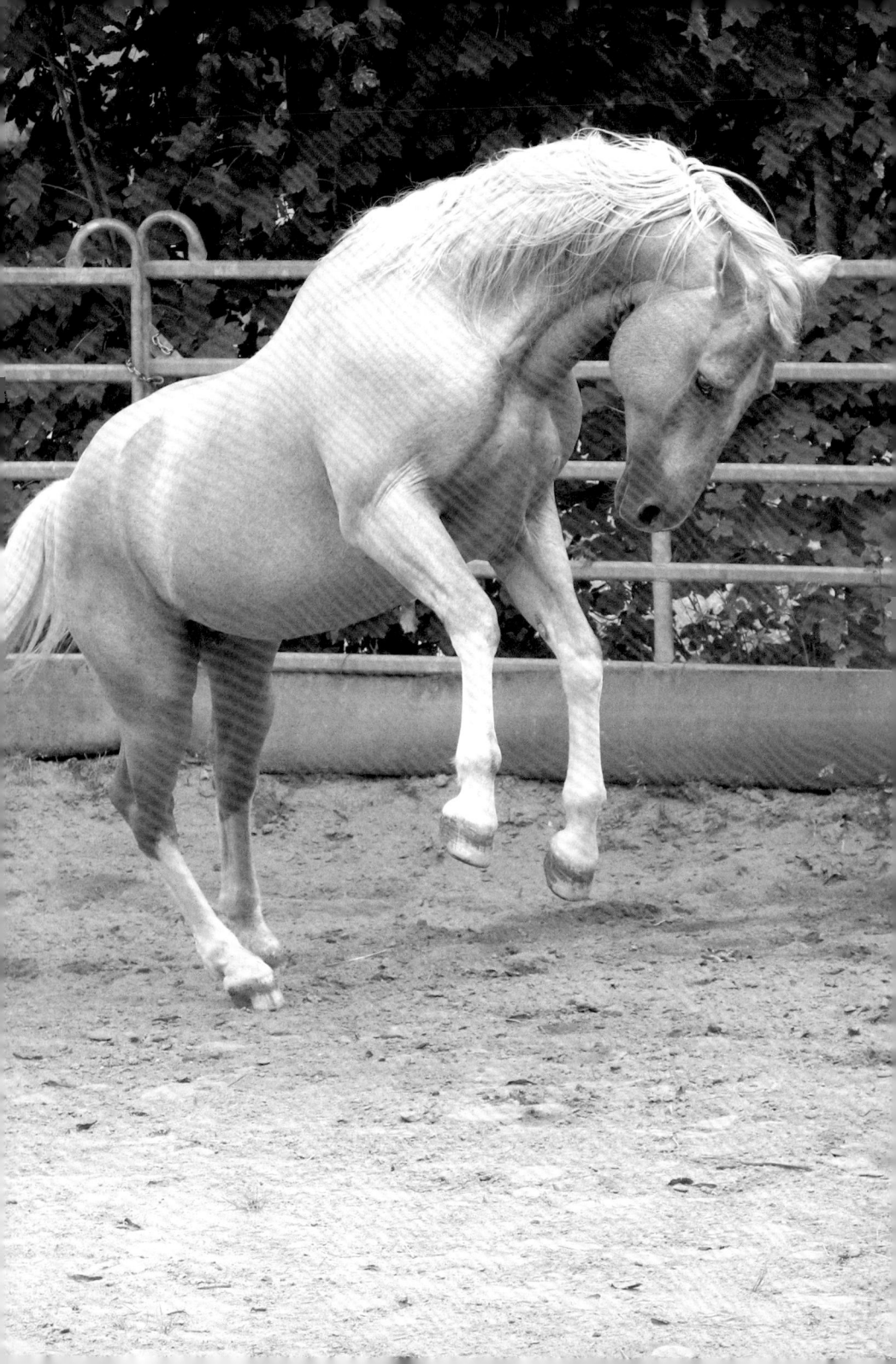

Alles ist Energie

Alles ist Energie. Du bist Energie und entsprechend deiner ausgesandten Energie reagiert deine Umwelt. Je zielgerichteter bzw. je klarer und reiner deine Energieausstrahlungen, desto klarerer und reiner sind die dadurch hervorgerufenen Resultate. Deshalb ist deine wichtigste Aufgabe im Moment, eine klare und nicht durch unnütze Gedanken verunreinigte Energie auszusenden.

Bleib in jedem Augenblick in dir zentriert,
bleib in deiner Mitte und handle aus ihr heraus.

Dies ist auch die Lektion, die dir dein Pferd seit Monaten beizubringen versucht; doch du hörst und verstehst immer noch nicht die Anweisungen, die dir mit so viel Geduld und Eindringlichkeit gegeben werden. Es ist ganz einfach. Bleib zentriert, ruhig und gelassen, dann verschwindet all deine Angst, sie wird erst gar nicht mehr entstehen.

Alles ist verbunden. Diese Wahrheit weißt du intellektuell schon seit geraumer Zeit, doch fühlen kannst du sie nur in wenigen Augenblicken.

Auf seelischer Ebene bildet die gesamte Menschheit eine Einheit.

Doch fühlst du dies, wenn du deinen Mitmenschen gegenüberstehst?
Fühlst du dich mit der Natur verbunden?
Du fühlst dich ihr verbunden – doch nicht **mit** ihr verbunden. Deine ganzen angehäuften Wahrheiten sind auf intellektueller Ebene angehäuft – ein Archiv hast du angelegt.

Profitiert deine unmittelbare Umwelt von deinen intellektuellen Wahr-
heiten, die in deinem Kopfarchiv schlummern?
Wahre Spiritualität darf nicht nur im Kopf existieren; sie muss gefühlt
werden, damit sie zum Leben erweckt werden kann.

ICH muss von dir erfühlt werden,
damit ICH in deinem Leben wirken kann.

Solange ICH nur ein intellektuelles Konzept bin, lebe ICH nicht, kann
ICH dich nicht beleben, zum ewigen Leben erwecken.

Wie kann ich dich fühlen?
Der erste Schritt besteht darin, dass du bewusst bist. Je bewusster du
bist, desto klarer wirst du MICH in allem erkennen. Erkennst du
MICH, dann kannst du dich auf MICH einstimmen, mit MIR in Resonanz gehen, mit MIR schwingen. So kannst du MICH fühlen!

Fühlst du MICH, dann bist du komplett mit MIR verbunden.

Es geht also letztendlich immer um den Bewusstwerdungsprozess?
Ja, um das Bewusstsein – ohne Ego-Aktivität. Trete in die Stille ein,
damit du bewusst sein kannst, damit du dir deinem Selbst bewusst sein
kannst. Die meisten Menschen leben nur ihr Ego aus, wissen dies nicht
und glauben, ihr Ego zu sein. In der Stille, ohne Gedankenaktivität
verbindest du dich mit MEINER Dimension und bist an MEINE
Quelle angeschlossen.

Du meinst in diesen Augenblicken würde nichts geschehen? Du hast
den Eindruck, die Zeit stünde still?
Dies ist ein sehr gutes Zeichen, denn dann bekommst du eine Ahnung
von dem zeitlosen, ewigen Jetzt.

Damit du dich mit MIR verbinden kannst, ist es von Vorteil,
wenn du immer wieder Momente der Ruhe suchst.

Das sind Augenblicke, in denen du nicht ständig von Äußerlichkeiten abgelenkt wirst. Suche dir bewusst Zeiten, in denen du in die gedankenlose Präsenz eintauchen kannst.

Bleib bewusst und nimm dann diese Bewusstheit in
deine täglichen weiteren Verrichtungen mit.

Nachtrag

An dieser Stelle fragst Du Dich sicherlich, ob sich meine Wünsche schlussendlich realisiert haben. Insbesondere der, mit Pferden und Menschen zu arbeiten. Nach all den Wirrnissen, Unsicherheiten und Fragen, die in mir lebten, hat sich mein Wunsch nicht nur realisiert, vielmehr hat die Realisierung all meine kühnsten Wunschvorstellungen übertroffen.

Meinen Weg habe ich mit einem Pferd begonnen, dann kam ein zweites Pferd hinzu und ich dachte damals, ich wäre damit an die Grenzen meiner Möglichkeiten gestoßen.

Zur damaligen Zeit hatte ich meine Praxis in einem Reitbetrieb und gab vorwiegend Einzelstunden. Ich war so glücklich, denn ich dachte, meinen Wunsch bereits verwirklicht zu haben. Es sollte noch besser kommen…

Eines Tages kam ein Herr mittleren Alters zu mir, um mit mir in einer Einzelstunde zu arbeiten. Wie sich herausstellen sollte, wohnte er nicht weit von meinem Wohnort. Während der Lektionen erzählte er mir, dass es vor seinem Haus ein riesiges Gelände gäbe. Er meinte, es wäre ideal für Pferdehaltung und somit bestmöglich für meine damals zwei Pferde. Ich gab zunächst nichts auf diese Schilderung, denn mein Verstand (wieder einmal mischte er sich vorlaut dazwischen) war überzeugt, es ist unmöglich, dass es so ein Gelände in der Nähe meines Wohnortes geben kann. Gargnano liegt so eingebettet, dass auf der einen Seite der See ist und auf der anderen Seite Berge liegen. Flaches Land ist bei uns Mangelware. Es vergingen Monate.

Eines Tages konnte ich nicht zu meinen Pferden fahren, da die Straße blockiert war. So beschloss ich, mir die Gegend anzusehen, die mir von dem Herrn beschrieben wurde.

Nach ca. 5 Minuten Fahrt im Auto, befand ich mich in einer paradiesischen Landschaft, die ideal für Pferde war. Ich traute meinen Augen nicht und stand fassungslos vor dieser immensen Grünfläche, die bestmöglicher nicht hätte sein können.

Sofort nahm ich Kontakt zum Besitzer auf und innerhalb kurzer Zeit zog ich mit meinen zwei Pferden um. Nun hatte ich Raum, um mich zu entfalten.

Aus meinen zwei Pferden wurden drei, dann vier und heute sind es sechs Pferde, die mit mir zusammenarbeiten.

Ich lebe an einem der schönsten Plätze der Welt, meine Pferde leben unter idealen Bedingungen in einem Offenstall mit Seeblick. Wir haben ca. 13 Hektar Grund zur Verfügung.

Ich darf jeden Tag dem nachgehen, was mich wirklich erfüllt. Ich fühlte mich überreich beschenkt vom Leben.

Mein Wunsch hat sich auf die für mich beste Weise erfüllt!

Hätte ich meinem Verstand Glauben geschenkt, würde ich noch heute träumen, ohne je etwas verändert zu haben.

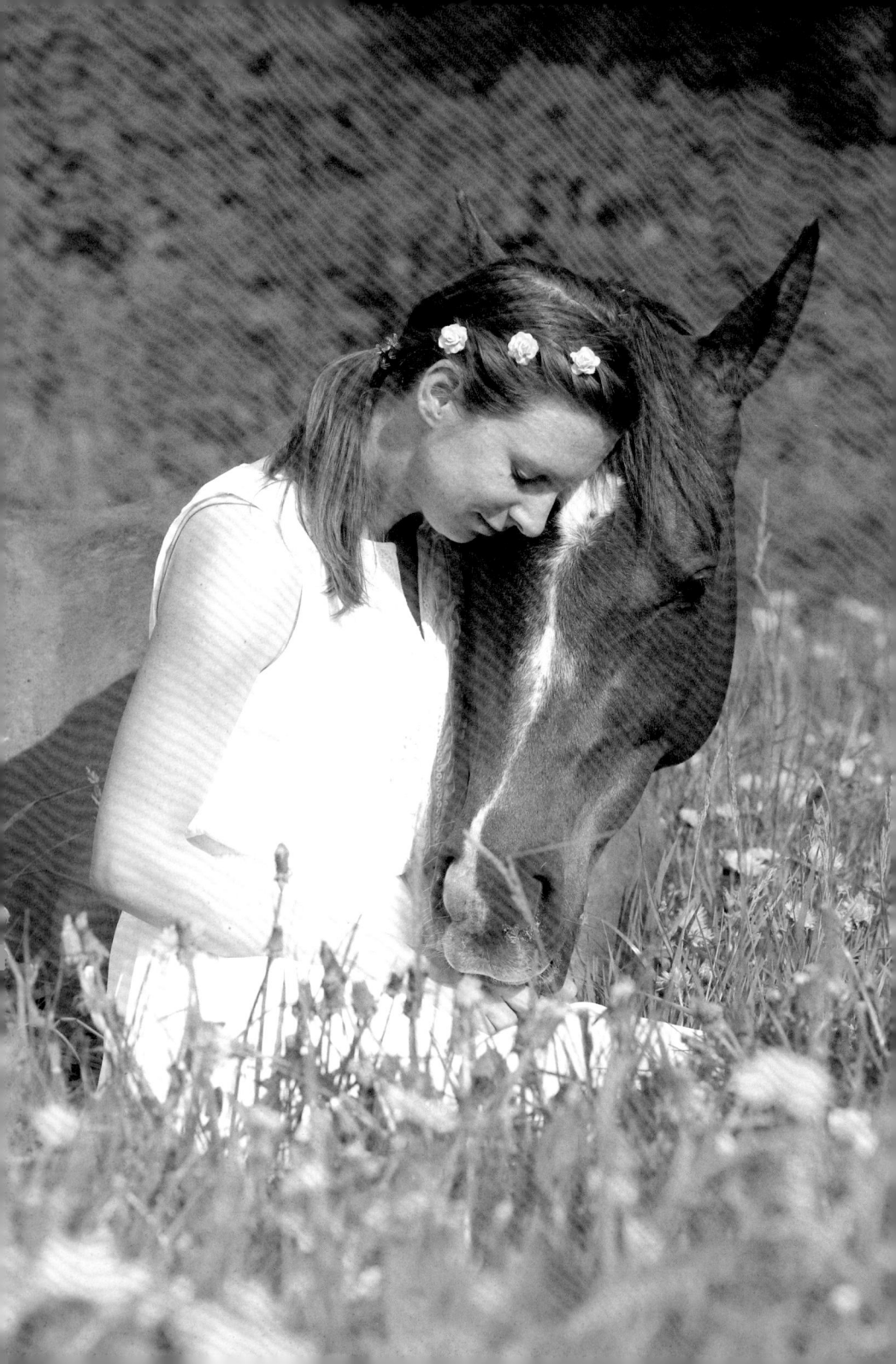

Raidho Healing Horses

Raidho Healing Horses ist ein Weg der Bewusstwerdung und kann von Menschen beschritten werden, die sich berufen fühlen, professionell mit Menschen und Pferden arbeiten zu wollen. Er ist jedoch auch für Menschen geeignet, die bisher noch keinen Kontakt zu Pferden hatten und einen Bewusstwerdungsprozess beschreiten möchten.

Raidho Healing Horses ist zudem auch ein Weg für alle Pferdeliebhaber und Pferdemenschen, die erkannt haben, dass Techniken nur einen kleinen Teil der Mensch-Pferd-Beziehung ausmachen und es immer die „Energie" ist, die hinter den angewandten Techniken steht und eine innige Beziehung herstellen lässt.

Um eine innige Partnerschaft aufbauen zu können, ist immer der Mensch gefordert, sich auf geistig-seelischer Ebene zu entwickeln.

Alexandra Rieger, Gründerin und Inhaberin von RAIDHO HEALING HORSES, ist seit vielen Jahren in der Erwachsenenbildung tätig und hat eine Ausbildung zur Psychopädagogin am Alpha Institut (Schweiz) absolviert mit anschließender Lehrtätigkeit in Italien.

RAIDHO HEALING HORSES
Alexandra Rieger
Via Libertà, 1
I – 25084 Gargnano (BS)
Tel. 0039 340 8360641
e-mail: info@raidhohealinghorses.com
Internet: www.raidhohealinghorses.com

Zum Weiterlesen

Rieger, Alexandra
Die heilenden Kräfte der Pferde:
Durch Bewusstsein in die eigene Kraft kommen
Die heilenden Kräfte der Pferde können wir am eigenen Leib erleben, indem wir die Kräfte durch das Pferd nicht nur intellektuell verstehen, sondern erleben und so eine energetische Neuorientierung in unserer Seele finden.

Rieger, Alexandra
Chakrenarbeit mit Pferden:
Durch Energie zur Harmonie
Mit seinen vielen praktischen Anleitungen zur Stärkung der eigenen Psyche ist dieses Buch gestützt auf die alte Lehre der sieben Kraftzentren des menschlichen Körpers. Das Pferd kann wie ein Spiegel sein und dem Menschen zeigen, wie die Bereiche seiner Psyche beschaffen sind und mithelfen, sie zu verbessern.

Kreuer, Susanne
Die Weisheit der Pferde:
Durch Vertrauen und Harmonie im Einklang mit dem Pferd
Pferde besitzen eine Weisheit, die uns Menschen helfen kann, uns selbst besser zu erkennen und wahrzunehmen. Machen wir das Pferd zu unserem Lehrer, dann bekommen wir täglich eine neue Chance, und zwar die Gelegenheit, an unserem Spiegelbild zu arbeiten. Dieses Buch ist eine Hilfestellung, einen besseren Zugang zu sich selbst und seinen Herzensaufgaben zu finden.

Schneider, Sandra
Denn Ihr fühlt nicht wie wir: Tagebuch eines Pferdes
Die bekannte Pferdetrainerin Sandra Schneider erzählt die Geschichte der kleinen Stute Honey. Das Besondere: Sie lässt das Pferd zu Wort kommen. Einfühlsam und ergreifend erschafft sie so für den Leser eine Chance, die Welt aus Sicht des Vierbeiners zu betrachten und zu erleben.

www.pepper-verlag.de

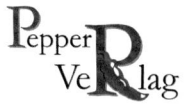